評言社MIL新書

薬学の壁

―逆境を乗り越える大学運営

都築　稔

Minoru TSUZUKI

005

評言社

はじめに

薬学出身者でない私が薬学について語るのは、正直おこがましい。しかし、これまで通ってきた道を振り返ると、はからずも薬学と馴染みのある環境に生まれ育っている。

私は、24歳で都築学園グループを経営する都築家の婿養子に入ったが、実母の民代は、1969年に京都薬科大学を卒業している。妻の慶子も、第一薬科大学を卒業したのち、昭和薬科大学で修士課程を修了した。

幼少期には、母から京都薬科大学のキャンパスがある山科の話をよく聞かされた。かけがえのない学生生活を過ごした思い出の地なのである。

昔使っていた教科書なのだろう。今でも広島の実家には、薬学に関する書籍が雑然と本棚に並べられている。母が最も大切にしていた本は、「改稿版　薬用植物学各論」（東京廣川書店）である。

かつて母が、がんを患って入院した折に、形見だと言われて預かっているものだ。

本人は、ひょっとしたら渡したことをもう覚えていないかもしれない。

著者は、元京都大学教授の木村康一先生。先生の御子息、木村孟淳先生は、第一薬科大学在任時、慶子の指導教員。日本薬科大学で2代目の学長を務められた。不思議な縁を感じずにはいられない。

私が高校1年生の時だった。母は悪性の子宮がん、続いて卵巣がんに侵された。幸いにも、一命だけは取り留めた。しかしながら、自尊心が強い頑固な性格と、なまじ薬の効能や効果に詳しかったせいか、抗がん剤の副作用を恐れて、処方された薬をほとんど飲まなかった。

その影響によるものなのか、ホルモンバランスが崩れ、精神的に不安定になることがしばしばだった。妄想に苛まれて、家庭内で暴れることも少なくなかった。時には、血相を変えて、屋内で包丁を振り回すこともあった。まるで悪霊に取り憑かれたように、急にスイッチが入るので、家にいても落ち着かなかった。父は、海外出張で留守も多かったため、同じマンションの住人に頭を下げるのが、私の役目だった。

当時の私は、思春期の真っただ中、病気や薬のおそろしさが否応なく脳裏に刻み込まれた。精神的ストレスによるものなのか、高校2年時に十二指腸潰瘍を患い、胃カメラやH_2ブロッカー胃腸薬のお世話になった。

こうした環境に育った反動もあり、医療と関わる仕事だけは避けたかった。

運命のいたずらなのか、現在は、医療人を育てる教育機関に籍を置いている。これも縁なのかもしれない。

私自身は薬学や教育界で育った人間ではないため、かえって一般の方にわかりやすく伝えられるかもしれない。自身の多くの失敗体験を元に、教育、そして薬学の未来について触れてみたい。

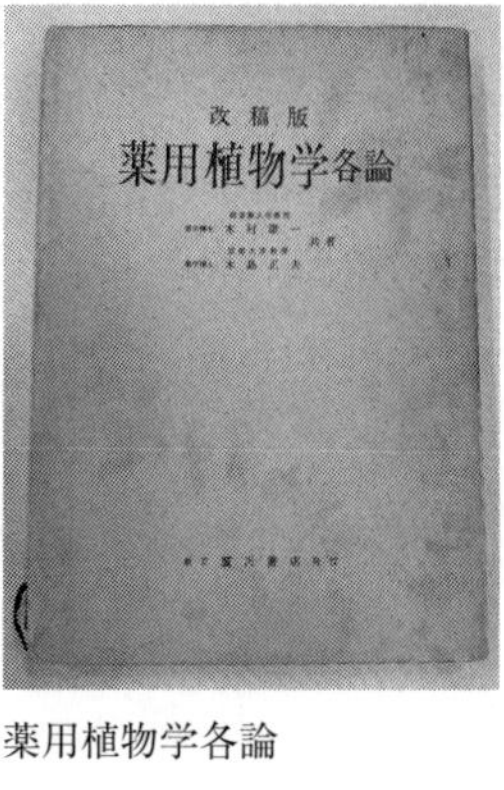

薬用植物学各論

目次

第2章　失敗の連続の大学運営
―国家試験、学生募集、第三者評価、すべてが空回り

第7章　コロナ禍でいち早く始めた全学オンライン授業
—スピード感をもって。学生とともに

第8章　変わり続け、未来につながる薬科大学
―挑戦を積み重ね、タスキをつないで行こう‼

第1章

薬学6年制へ、試行錯誤の開設前夜

―ビール会社の営業マンから大学副学長に！

手塚治虫の本がきっかけで科学を目指す

私は、両親とも山口県出身だが、父が三菱重工広島製作所に勤めていたため、穏やかな気候の瀬戸内海に面した、広島県五日市町で生まれた。

父の仕事の関係で小学校の時に転勤になり、神奈川県のミッション系の中学校に入学した。その後、またも父の転勤で広島に戻ることになり、編入学が認められて、丘の上の中高一貫ミッションスクールで、多感な時期を過ごすことになった。

高校1年生の冬頃だろうか、大学の進学先や将来の職業をどうしようかと、目先の文系・理系の選択も含めて、考えなければならない時期を迎えた。周りの同級生は、国立大学か、医学部を目指す者が大半を占めた。私は、母親の病気がトラウマとなり、医療系に進むことは最初から考えなかった。

高校2年生まで、まったく身長が伸びず、クラスで整列した時に常に一番前。勉強も運動も、取り立てて秀でたものもなかった。ずっと男子校の閉ざされた世界にいた負い目もあり、対人関係に苦手意識があった。そのため、仮に医療職に就いたとしても、患者を治療し、困っている人と対話する自信もなかったのである。こうした性格は、父から受け継いでいる気がする。

そんな父に誘われて、週末に美術館や博物館に足繁く通う生活を繰り返していた。おかげで芸術を鑑賞する目だけは養われた気がする。

1989年、私が中学3年生の時に、漫画界の巨匠、手塚治虫が亡くなった。追悼する名作が書店に並んだ折、初めて手にした『火の鳥』『鉄腕アトム』『ブラックジャック』に夢中になった。

手塚治虫が実際に漫画を描いていたのは、私が生まれるよりもだいぶ前の話だが、宇宙の生命体や不老不死など、未来や人類への警鐘に胸を打たれた。同じ頃、『ホーキング、宇宙を語る』がベストセラーとなり、この本も何度も読み返した。そんな漫画や本がきっかけとなり、高校2年生に上がってすぐに、バイオテクノロジーに進路を定めた。未知の世界や科学への関心が、受験勉強の原動力になった。

東大での4年間

1993年、東京大学理科二類に入学した。

入学してすぐ運動会庭球部に入部し、夢中でテニスボールを追いかける毎日を過ごした。テニスは強くなかったが、朝から晩まですべての精力を部活動に注ぎ込んでいた。厳格な先輩・後輩関係に揉まれ、苦手だった対人交渉能力は大いに磨かれた。七帝戦と呼ばれる、旧帝大の対抗戦における運営委員長も務めた。

部活は、上下関係、挨拶や時間に厳しく、規則を破れば、朝当番やコート整備などのペナルティーが課されていた。相当な切迫感に追われていたのだろうか。今でも、部の集合時間に遅れて、怖い先輩にペナルティーを言い渡される夢を見ることがある。

今の大学運営に活きていることのひとつは、団体戦や個人戦で、関東圏を中心に、全国各地の大学キャンパスに足を運んでいたことである。テニスコートがある場所は、概してアクセスが良いとは言えず、いかに東大が恵まれた場所にあったのかということを、身をもって体感した。

全国の薬学部・薬科大学はほとんど訪問したことがあるのだが、多くはアクセスが良いとは言えない。埼玉県伊奈町に立地する日本薬科大学さいたまキャンパスのアクセスは、関東圏では比較的良いほうである。今後、自治体との関係も含めて、キャンパスの立地が、大学の運営にとって大きな要素を占めるのは間違いない。そのあたりは後でじっくり触れたい。

部活動を通じて、家族のように心が通じる仲間はできた。しかし、思う存分テニスに打ち込んで、やり切った感があり、引退後はほとんどラケットを手にしていない。

一人でもできる運動を探した結果、ジョギングは日課のように行っている。

２００３年にホノルルマラソンを完走し、２０１３年、２０１６年と東京マラソンにも計２回出場した。自己ベストは３時間49分58秒、次の東京マラソンの出場権は確保しているので、２０２１年10月に開催される大会に向けて、３時間30分切りを目標にトレーニングを行っている。テニス部を引退して20年以上を経過し、一時は増えていた体重も、当時と同水準まで減量した。そろそろ昔の仲間たちとテニスをやってみようかなとも思っているところである。

大学3年次における学部学科を決める進学振り分けの結果、希望していた農学部農芸化学科に進んだ。学部時代の卒業論文テーマは、植物におけるフラクタン（フルクトースの重合体）の定量分析であった。簡単に言うと、大麦や小麦に含まれる植物中の多糖が、ストレス応答に従って、生体中にどの程度蓄積されるかを測定する実験である。分離分析機器である高速液体クロマトグラフィー（HPLC）に、当時は珍しかった示差屈折率検出器（Refractive index detector：RI）を測定に使用した。恩師の山崎素直教授、大久保明助教授（当時）に温かい指導をいただき、生命科学や分析化学の初歩を学ぶことができた。

大学3年生までは、まさにテニス三昧だったが、部活引退後の1年足らずの期間は、研究、旅行、アルバイトなど、初めて大学生らしい自由な生活を満喫した。

山崎先生には、一度だけ雷を落とされた。卒業旅行の航空便チケットがなかなか押さえられず、私の勝手な都合で、卒業研究発表会を早めてもらった際のことである。おかげで、今となっては訪問するのが難しくなったトルコ、シリア、レバノン、ヨルダン、エジプトを、ヒッチハイクや夜行バスを使って、陸路で縦断することができた。

言葉が通じないと、食事、移動、宿泊ができないので、片言の英語とアラビア語で、宗教や価値観がまったく異なる人々と必死に対話した。

最も印象に残った国は、シリアである。後に世界遺産となったパルミラ遺跡やウマイヤドモスクの壮麗さは見事であった。何よりも、シリア人の人柄に魅せられた。町で迷って道を訪ねたら、人垣ができるほど見知らぬ人たちが集まる。髭面の男ばかりで、一見怖いのだが、お金を請求されるようなことはない。おせっかいと言えるほど、とにかく親切心が強い国民性なのである。

現地に行くまでは、危険なイメージしかなかったが、当時は治安も安定しており、もっと長く過ごしたかった場所だった。そこで出会ったシリア人に、有名な日本人を尋ねたところ、決まって黒澤明（映画監督）、中田英寿（サッカー選手）、そして、岡本公三（元日本赤軍メンバー）という返答が返ってきた。日本には、まだサムライが多くいるのではないかと、誤解している人も少なくなかった。

内戦により、町や遺跡が見る影もなく破壊された映像を見ると、暗澹たる気持ちになるが、訪れてみなければわからないことがたくさんあったのである。

大学生活はキャンパス外にも

今から7～8年前のことになる。

日本薬科大学の6年制第1期卒業生（大学としては卒業第3期生）に向けて、卒業記念ビデオレターを制作したことがある。

恩師である指導教授からのお祝いメッセージを収録したり、親しい友人のコメントを撮影したりするなど、手づくり感あふれる映像として編集した。時間が空いていれば、私も率先して取材に参加した。

その中で、卒業する学生に、6年間の思い出の場所を尋ねたところ、多くが「自習室」「ゼミ室」と答えたのである。「友達と一緒に勉強した場所」であることが印象に残った理由だというのだ。

最初は、優等生のふりをしているのではないか、あるいは、人選が偏っていたのかなと感じたのだが、どうやらそうではないことがわかってきた。海外旅行に行ったことがない、男女交際をしたことがない、車の免許を持っていない者も数多くいた。

ひょっとしたら、演習や補習を詰め込んだせいで、プライベートの時間を制約してしまったのか。この点も、彼らに尋ねたら、そうではないとのこと。

家でやることがないので、授業がなくても学校に来ていたという学生もいた。それなりに充実した学生生活だったと、学生たちは皆満足そうに語る。

薬学部を目指す生徒は、おとなしくて内向きの傾向が強いのは確かだ。

私の学生時代と比べると、時代や価値観にギャップがあるのも間違いない。デートや旅行に至っては、先生や他人に強要されるようなことではないだろう。しかし、家や学校に籠っていて、社会で役に立つ人間になれるのか、他者に寄り添える医療人になれるのか。

彼らの行く末に不安が芽生えつつ、衝撃を受けたのは事実である。だからこそ、今の学生たちには、キャンパス外に出かけて、多様な価値観に触れてもらいたいと願うのである。

このことが、私がいま、国際交流や地域連携など、社会貢献活動を推し進める原点になっている。

農学部からビール会社の営業職に

ここで、私のサラリーマン時代の話を紹介しよう。

学科の同級生の半数以上は、学部卒業後、そのまま大学院に進学した。その先は、企業に就職したり、大学に残ったり、多くは理系の研究者としての道を歩んでいる。

一方の私は、庭球部の先輩の薦めもあり、学部卒で就職する意思を固めた。商社、金融機関、メーカー、さまざまな会社の就職面接を受けた。

最終的に就職先として決まったのが、サントリー株式会社だった。

「東大農学部を出て、営業職希望？　研究職ならウチにたくさんおるけど、なんでや？」

最終面接の際に、戸田昭常務（当時）から質問を受けた。

「最初から営業しか考えていません。農学部出身ということで、研究職や製造部門の方の気持ちがわかる営業ができると思います」ともっともらしいことを答えた。

お酒も決して強いほうではなく、ビールや洋酒の銘柄もほとんど知らなかった。最終面接で、「好きなウイスキーの銘柄は?」と聞かれ、コマーシャルのイメージだけで「山崎」と答えた。戸田常務からの返答は「最近の学生はええもん飲んどるなぁ。はっはっはっ」。

創業者である鳥井信治郎が残した言葉は、「やってみなはれ」だそうだ。楽しそうな会社だなと直感的に感じた。

1997年4月21日、新人研修後に配属になったのは、阪神・淡路大震災直後の神戸支店。縁もゆかりもなかった港町で、社会人の第一歩を過ごすことになった。

社内以外には、まったく知り合いも身寄りもいなかった。支店のすぐそばで、いまや神戸の冬の風物詩となったルミナリエが初めて開催されたが、一緒に光のイルミネーションを眺める友人もいなかった。

支店には、私が体験した大学生活の流れそのまま、体育会の空気が満ちていた。同じ寮に住んでいた先輩は、アメリカンフットボール部、ラグビー部、バレーボール部出身の猛者たちである。借り上げの社員寮で、朝まで飲まされる機会も多かった。

仕事の担当は、兵庫県の中央部から全域、長い時は1日約150キロを営業車で走ることもある、酒量販店への営業であった。神戸から中国山地を越えて、日本海側の豊岡市まで。兵庫県北部や福知山エリアは雪が深く、営業車がスリップして、何度か危ない目に遭った。

基本的な営業スタイルは、特定の得意先に向けて営業活動を行うルートセールスだった。各店への販促費など、新入社員でも、個人の裁量に任されることが多かったのには驚いた。時には、自身で商品を陳列スペースに並べたり、広告物や値札を飾りつけることもあった。

酒販店の社長や仕入れ担当者の考え方、競合店や酒税法等、周辺環境の変化によって、売り上げが大きく変化することを肌で感じた。

強靭な体力と肝機能は求められたが、理解のある上司や今でも親しく話せる同期に恵まれて、何の不自由もないサラリーマン生活であった。

都築学園総長との衝撃的な出会い

そんな時、ひょんな縁により都築学園グループ創設者家系の娘である慶子と知り合い、出会ってから半年後、24歳の時に結婚することになった。

当時は、都築学園のことはほとんど知らなかった。サントリーの旧社名は寿屋であるが、私は、まさに寿退社である。

約2年間過ごした社員寮は、東灘区の住吉宮町にあった。当時は、会社と寮の往復だけの単調な毎日だった。すぐ目の前にある住吉公園には、震災の惨状を伝える仮設住宅がびっしり立ち並んでいた。復興が着実に進んでいる証なのか、住民の営みを示すプレハブの灯りが、日を追うごとに減っていった。

神戸支店に赴任して以来、交際した女性はおらず、結婚願望もまったくなかった。そんな自分が、交際して半年というよりもやのスピード婚約に至った過程には、ドラマのようなめくるめく展開があった。

1998年6月。私が取引先への営業から戻って来た時間なので、おそらく夕方だったはずである。サントリー神戸支店に一本の電話が鳴った。取り次いでもらったところ、私への依頼とのことだった。

「九州の林ですが、あなたと取引がしたい。お時間をいただけないか」

九州の林さんと名乗る男性に、心当たりのある人はいない。声だけだが、押し出しも強そうだ。おそらく、キャッチセールスか何かだろう。「忙しいので、すみません」と答え、数秒で電話を置いた。つい先日、会社の先輩に連れられて行った、お見合いパーティの時に渡した名刺が悪用されたのか。内心もやもやしながら、受注した商品の確認作業を続けた。

約5分後、またも電話が私のところに取り次がれた。

「都築学園の林ですが。総長があなたと会いたがっている。ビジネスの話です」

理由は相変わらずわからない。しかし、学園関係者に名刺を渡したことがある記憶はあった。

ビジネスがいったい何なのかも気になったが、林さんの押しの強さに根負けしたというのが本当のところだ。金曜日の午後に有休をとり、新幹線で博多駅まで向かった。

新幹線のぞみが終点、博多駅のホームに到着して、すぐに異様な光景に戸惑いを覚えた。私の名前が書かれたプラカードのような標識を持った、高齢の男性が立っていたのだ。その男性に呼び止められ、そのまま改札を出たところに黒塗りのプレジデントが待っていた。促されるがまま車に乗せられた。

車に乗って20分程度だっただろうか。福岡にはほとんど土地勘がなく、見慣れない街並みが不安な気持ちをかき立てた。降ろされたのは、「第一薬科大学」という大学の正門前であった。真っ先に目に入ったのは、すぐ足下に敷かれた赤いカーペットだった。その横には、学校の職員たちなのだろう、50代後半から60代に見える男性らが、一列に並んで、拍手とともに出迎えていた。

正門から約100メートル進んだときである。恰幅が良く、ひと目見て、ただ者ではないオーラを放つ男性が目の前に現れた。おそらく、この人が総長なのだろう。福々しい顔つきに、満面の笑みをたたえていた。「どうぞ」とおもむろに言われ、密室のような総長室に招き入れられた。これが、都築泰壽総長（当時）と初めて顔を合わせた瞬間である。

私は、営業担当者として、さまざまな社長と接する機会があったが、不思議と、直情型のワンマン経営者に好かれる傾向があった。もともと人の話を聴くのは好きな性格だった。さして違和感なく、総長の間合いで、たどたどしく会話が進んだ。

「（あなたは）東大を卒業したらしいですな。何学部を出たんですな」

間近で博多弁を聴いたのは初めてだった。

「農学部です。ただし、入学してから、ほとんどテニスだけしかしていなかったので、庭球部を卒業したと言えるかもしれません」

正直なところを伝えた。

総長は、好奇心あふれる子どものような表情で、まじまじとこちらを見つめ、質問を重ねた。「（サントリーで）研究職にならずに、営業になったんですなぁ」

社内でもよく聞かれる質問だったので、ありのままを答えた。

「採用面接でも同じことを聞かれたのですが、最初から営業を希望して入りました。研究職はまったく考えていませんでした」

総長の顔がわずかに高揚したように感じられた。5秒くらい沈黙があっただろうか。

「サントリーの売り上げはどのぐらいですな」唐突な質問が飛んできた。

「8000億円くらいでしょうか」

実はあまり気に留めたことはなかった。

「利益はどのぐらいですな」

自信はなかったが、「酒税もありますので、300億円もないくらいだと思います」と、うる覚えの数値を答えた。

「ほぉ、それは儲からんですなあ。学校は（税制優遇があるので）利益ばっかりですたい。ばってん、営業がいちばん大切ですたい。営業が好きな人に、悪い人はおらっしゃらん」

初対面ながら、どうやら悪い印象は持たれなかったようである。

ここから約1時間、聞きなれない博多弁や教育用語のシャワーを浴びながら、ずっと総長の話を聞き入った。戦史の話題も多い。同じ話を、何度も咀嚼するように話されるのだが、要は、「生徒や学生が入ってくるから、学校の経営が成り立つ」という話である。時間が経過していくうちに、何でここに呼ばれたのか、ますますわからなくなってきた、その時である。

「今年の募集の武器は、ビール券で行こうと思うんですたい」

今となっては理解できるのだが、一般の方には難解なので、少々解説を加える。

「毎年、生徒募集のために、得意先となる学校（大学であれば高校、高校であれば中学）に訪問し、手土産（販促品）を渡している。タオルや電化製品の時もあれば、食品の時もある。それが今年はビール券を検討している」ということである。

聞けば、大量の枚数がただちに必要とのことであった。

呆気にとられたものの、「支店に戻って確認いたします」と回答し、決してノーとは言わなかった。営業で身についたテクニックだが、得意先、特にワンマン社長に対しては、無理難題をいただいても、「即座にノーと言ってはいけない」のである。

「私の知り合いで、大量のビール券をただちに欲しいという方がおられます」

週明けに、直属の上司である片山正三課長（当時）におそるおそる相談した。

「ちょっと来い」

ヘビースモーカーの片山課長は、部下を叱りつけるとき、奥まった会議室に呼び入れるのがお決まりだ。

「お前は、いったいどこの大学を出とるんや。ほんまに世間知らずのアホだな」

容赦ない叱責は続く。

「だいたいな。ビール券は金券だ。米やジュースだって買えるんだ。言われたとおりに、こちらが券を送った瞬間に、ドロン（と消えていなくなる）だ。百歩、いや一万歩譲って、お前の話がホントだとしたら、先に入金してもらえ」

片山課長の話に従って、都築学園の林さんに、会社の事情を説明した数時間後のことである。入金先として伝えていた酒類卸の三陽物産から、あわてふためいた声で、私宛てに電話が入った。

「なんでかわかりまへんが、うちの口座に、大金が振り込まれとりますわ。振込元は、都築学園さん！」片山課長、石井亘支店長（当時）もびっくりである。

支店長からは、「ご要望の枚数が支店に届いたら、お前が博多まで持って行け。ついでに、お歳暮用のモルツかローヤルもご提案してこい」

実際にビール券を手ずから持参した折に、満面の笑顔で総長に迎えられた。

学校経営一家の娘婿となる

その後、さしたる用事はなかったのだが、たまたま連休の日に「挨拶に来てくれ」と言われて、あまり気が向かずに、新幹線で第一薬科大学の総長室に伺った時のことである。

総長室に、私とほぼ同年代の女性が座っていた。総長から紹介された。

「うちの次女の慶子ですたい。どげんですな。かわいかろうが」

「はぁ。そうですねぇ」としか答えられない。

「一緒に大宰府の学校をば、見に行ったらどうですな。車を用意しますけん」

乗り慣れないプレジデントで、第一経済大学（現 日本経済大学）、第一保育短大（現 福岡こども短期大学）のキャンパスを巡り、社交辞令でお互いの電話番号を交換した。

慶子は、私が総長室に入った瞬間に、「この人と結婚するかも」と感じたそうである。

その後、交際約半年を経て、12月に入籍した。

結婚直後に、サントリー同期入社の鳥井信宏さん（現 サントリーホールディングス副社長）が、博多に訪ねて来られた際、学校を見学したいとのことだったので、総長と引き合わせた。私と同じく初対面で圧倒されたらしく、「ごっつい業務用酒販店の社長をはるかにしのぐ、とんでもなく存在感のある方やね」。泰壽総長は２０１５年に亡くなったが、最初の出会いはあまりにも衝撃的だった。

実は私は、長男として生まれている。交際が発展して、病気の予後が良くない母に、結婚して養子に入る可能性も伝えたところ「腹を痛めた子供が養子に行くのはさみしいんだよ」と言われて胸がズキンと痛んだ。幸いにも、私が結婚した数年後に、妹の美千代が婿として進也を迎えたことにより、私の胸の痛みは少し和らいだ。妹にも、進也にも、ただただ感謝の気持ちしかない。今は、置かれた場で、どんなに苦しいことがあっても、全力を尽くすのが、最大の家族孝行だと考えている。

サントリーＯＢとのつながりに助けられることも多い。「甘こうじ」を共同開発した北西酒造の北西隆夫会長、長女の真由子さんは、ともにサントリー出身。秩父でブランド化に成功した「イチローズモルト」で知られる、ベンチャーウイスキーの肥土伊知郎社長もサントリーの営業出身である。

博士号取得のためにふたたび東大へ

義理の両親となった都築泰壽総長、仁子副総長（ともに当時）から、学校経営を生業とする家に入るのであれば、博士号の学位が必要だと言われ、再度卒業した研究室にお世話になることになった。

よもやよもやである。大学時代はテニスしかしていなかった私が、よりにもよって、研究をするために大学に舞い戻ってくるとは。

農学部二号館別館のトイレで、白衣を着た自分を鏡で見たときに、あまりの似合わなさに笑ってしまった。

大学院生となった直後、山崎先生から研究室を引き継いだ大久保先生より、博士号取得に向けた心得を伝えられた。

「お前にとっての研究は、『科学（サイエンス）』という共通言語を学ぶための訓練だ。何年か先、研究者の気持ちに寄り添うことができる大学管理者になるためにも、自分の研究室だけでなく、いろんな研究者と交流したほうが良い」

分子生物学的手法はすぐ隣の微生物学研究室、遺伝子ノックアウト手法は都立大学理学部（八王子市）、電子顕微鏡の操作は日本大学医学部（東京都板橋区）、ＤＮＡマイクロアレイはアメリカのワイオミング大学。博士論文を書き上げるに足るデータを取得するのが目的だったが、国内外の研究機関に赴き、さまざまな研究者と出会う日々は刺激的だった。

私が所属したのは分析化学研究室。学部から博士課程までの計6年の間に、糖質、タンパク質、そして遺伝子の研究に関わり、大半の分析機器は扱えるようになった。研究室の伝統は、自由闊達、というと聞こえはいいが、要は放任主義だった。研究室メンバーの研究テーマも多岐にわたり、自身のテーマについて、必死に学術論文を読んで、実験手法を体得しないと、誰も助けてくれないのである。

研究室内にこもっていても埒が明かないので、学内のさまざまな研究室を渡り歩いた。

共同研究や助言といったきれいごとではなく、悲痛なＳＯＳの意味合いが強かった。博士論文の審査を引き受けていただいた阿部啓子先生、長澤寛道先生には、今でも感謝の念でいっぱいである。

講義を受けた高木正道先生（後に新潟薬科大学学長）、中西友子先生（後に星薬科大学学長）、徳田元先生（後に盛岡大学学長）とは、私が大学の管理職になってから、日本私立大学協会や日本私立薬科大学協会の総会等で、親しく交流させていただくようになった。

すぐ隣の微生物学研究室は、麹菌を主な研究テーマとする部屋で、分子生物学の基礎的技術を習得する際に、北本勝ひこ先生（現 日本薬科大学特任教授）に温かく迎え入れていただいた。

この時のご縁が、北本先生が日本薬科大学に着任されることにつながり、麹菌プロジェクトの始動、日本初の大学発甘酒の開発につながっている。

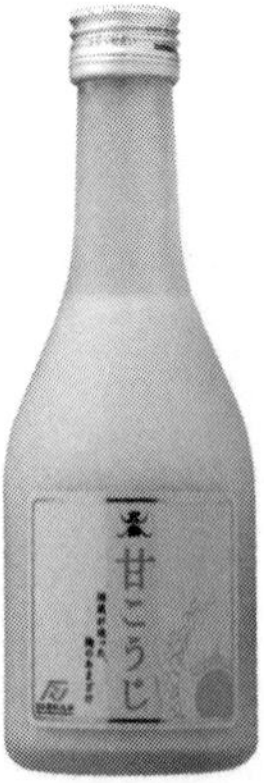

日本初の大学発甘酒
（北西酒造と共同開発）

学外での研究活動、さらに海外へ

初めての学外研究機関となった、都立大学での共同研究も刺激にあふれていた。都立大学理学部の校舎は、京王線南大沢駅からアウトレットモールを抜けた先にある。郊外のニュータウンに立地する、緑豊かなキャンパスである。

訪問初日、指導教員の松浦克美教授に、光合成細菌の遺伝子ノックアウト手法を教わろうと挨拶に行ったとき、「東大だったらたくさん教えてくれる人がいるでしょ」と怪訝な顔で言われ、何も言い返せなかったのを覚えている。

松浦先生は、東京都立大学附属高等学校の校長も兼務しておられ、初等中等教育の事情にも明るかった。

当時の都立大学総長は荻上紘一先生（現　大学セミナーハウス館長、元　公立大学協会長。元　中央教育審議会委員）。一介の研究者だった私は、もちろん知る由もなかった。日本薬科大学が開学して2年目、文部科学省大学設置・学校法人審議会の面接調査で荻上先生に初めてお目にかかり、その後の大学運営への助言でもお世話になっている。松浦先生の部屋で研究していたという私の経歴を知って、身近に感じてもらったようだ。

一から丁寧に手技を教えてもらった、当時のポスドク増田真二さん（現 東京工業大学准教授）はとびきり優秀だった。有名学術誌『Cell』に論文が受理されていて、理化学研究所に内定が決まっていた。学部時代にオーストラリアに短期留学した際に、有名な研究者と出会い、研究者人生が変わったとのことだった。アイデアの引き出しが多く、こうした研究者になるために、一度は海外で研究したいなという思いが募った。

博士論文の作成に向けた実験は、博士課程3年目の夏頃に差し掛かって、大きな壁にぶつかった。

さまざまなモデル生物のゲノムプロジェクトが進展し、一定の学術論文に掲載されるための基準が一気に跳ね上がったのである。

その時点で、まだ一報も投稿していなかった私は、期限が迫ってくる焦りもあり、家でゆっくり眠る時間もない状態に陥っていた。

そんな中、DNAマイクロアレイを使って網羅的解析を行い、自身が解析している遺伝子の発現が確認できれば、論文が書ける道筋が明確に見えてきた。文献を調べたところ、私が使っていた菌株のDNAマイクロアレイ分析が可能な研究機関は、アメリカのテキサス大学とワイオミング大学の2大学に限られていた。

最初に連絡を取った、ワイオミング大学マーク・ゴメルスキー博士の回答は早かった。

「今すぐ、ララミー（大学キャンパスがある町）に来たらどうだ？」

こちらは、博士論文を提出するまで約半年を切り、切羽詰まっていた。渡航費用と宿泊費用は、家内に相談して工面し、ゴメルスキー先生から返信をもらった約2週間後に、ロッキー山脈東部、ワイオミング州ララミーに向けて飛び立った。

ワイオミング大学で過ごした約3週間の実験生活は、国際感覚を身につけるうえで実り多い時間となった。

ゴメルスキー先生がロシア国籍であることもあり、研究室のメンバーの多くはロシア人。ロッキー山脈の麓でボルシチを食べ、ウォッカを飲み、毎晩ロシア語を教えてもらうことになるとは、想像もしなかった。

ある時、ゴメルスキー先生に、都立大学の増田さんがいるラボで研究していたことを伝えると、一瞬、顔つきが変わった。

「世界は狭いな。同じ業界の仲間、そして手ごわいライバルだよ」

帰国後に、増田さんに尋ねたところ、データを先に投稿したことがあるので、出し抜かれたことを苦々しく思っているのではないかとのことであった。

八王子市とワイオミング、その距離、約9000キロ。想像もつかないところで、縁がつながるのが、アカデミアの世界のおもしろいところである。

当時のロシアは、石油開発に注力し、優秀な研究者は海外に流出しているとのことだった。女性研究者も多く、皆、ロシアに戻る気持ちはまったくない。

私の研究がひと段落すると、研究室メンバーが総出で、近くのイエローストーン国立公園やグランドテートン国立公園に連れて行ってくれた。大自然の雄大さ、煌めくばかりの夜空の星、研究室メンバーのやさしさに包まれて、心が揺り動かされた。

小旅行から戻って、ララミーの研究室に戻った翌朝のことだった。ゴメルスキー先生から、マイクロアレイの解析結果が、分析委託先から送られてきたとの連絡を受けた。急いで駆けつけたところ、私が探索していた遺伝子が想定どおり発現していると伝えられ、一気に胸が高鳴った。

そして、その瞬間に、博士論文をまとめられる確信を得た。

科学データには、必ず縦軸と横軸が存在する。実験で失敗や成功を繰り返す中で、情緒的ではなく、論理的に思考する習慣が身についた。

営業は対人間なので、浪花節が通じて得意先がお酒を買ってくれることがあるが、生き物や分析機器はそうはいかない。

周到に実験計画を立てて、実験ノートをつけていくと、急に新しいアイデアがひらめくこともあった。

学部時代は、研究が楽しいと感じたことはあまりなかったが、博士課程の間は、研究室内で四六時中生活するのが当たり前になった。新たな実験手法を習得したり、予想外のデータが出るのが、ただただ楽しかった。

研究活動を通じて教育手法も学ぶ

大学院時代に、研究を通じて国内外のさまざまな運営形態の大学を訪ねた経験は大きかった。学会や大学の独特のしきたりも目の当たりにした。その際に、学術論文を書くのに必要な「英語」だけでなく、大久保先生の助言どおり「科学（サイエンス）」という共通言語も習得した。

しがらみのない、自由闊達な分析化学研究室だったからこそ経験できたことも多い。今でも、他大学の理事長や学長のところに、情報交換のため訪問することに対して、まったく気後れがないのは、こうした経験があってこそである。

先代の山崎素直先生には結婚式の仲人をお願いした。

料理研究家である奥様、ひろ子先生の家庭料理や助言に救われたことも多かった。三代続く料理研究家となった長女佐和子さんは、女子栄養大学出身で、のちに同大学と連携する際に情報をいただいた。長男道夫さんが料理長の日本料理「菘（すずな）」は、仕事の接待で利用している。

さまざまなご縁をいただき、恩師や研究室の仲間たちには、感謝の気持ちしかない。

大学院時代に、高校（化学）の教職免許も取得したのだが、この時に教育学部、理学部、工学部、法学部など、さまざまな学部の授業を受けて、必要な単位を取得することが求められた。

今振り返ると、大隅良典先生（２０１６年ノーベル生理学・医学賞受賞）他、日本を代表する研究者の授業もたくさん受けていたことになる。

教職免許を取得するのは意外と大変だったが、異なる学部の授業をたくさん体験したことが、後に教壇に立った時の経験に生かされている。

文系の学部は、当時から能動的学習を行う先生が多く、今でも印象に残っている授業が数多くある。

その半面、知識を伝える風土が根強い理系学部では、正直、座っているのがしんどいことも多かった。

こうした教育手法の伝統は、多かれ少なかれ今も残っているのではないだろうか。

研究の世界では、学会活動を中心に、それぞれの研究分野ごとに、グローバルに門戸が開かれている。しかしながら、授業は個々の教員によるなわばり意識が残り、他の教員のやり方に口出しをしてはいけないような、治外法権の空気も感じられる。学生による授業評価は当たり前になったが、いまだに自由な授業公開を良しとしない教員も少なくない。

最近になって、薬学領域でも、日本薬学教育学会が設立され、議論の機会が増えてきている。

新しい教育のカタチを創出するためにも、大学間の意見交換はもちろんのこと、まずは、同じ大学内で教育に関する率直な意見交換の場をもっと増やしていくことが大切だと感じている。

6年制開設前夜、学内も学外も一枚岩でなかった

２００４年４月、私が博士課程３年目の時に日本薬科大学が開学した。開学して２年目から着任することになるのだが、薬学部と農学部には、研究領域では共通する部分がとても多く、研究活動について理解するのは、わりに容易だった。薬剤師国家試験に向けた学習を重視するという点に、当初は戸惑いもあったが、学内の演習や、卒業試験の問題作成に関わっているうちに、日を追って慣れてきた。

泰壽総長から、薬科大学・薬学部の総会や会議には、できるだけ出席して研鑽を積むように助言を受けていた。まったく知り合いの先生も居らず、何もわからない中で、日本私立薬科大学協会や全国薬科大学長・薬学部長会議に、学長の代理で出席することも多かった。

当時の日本私立薬科大学協会の会長は、矢内原千鶴子先生（大阪薬科大学、現在は大阪医科薬科大学）、副会長は高柳元明先生（東北薬科大学、現在は東北医科薬科大学）、塚本恒世先生（東京理科大学）、文部科学省高等教育局医学教育課薬学教育専門官は

高見功さんだった。

私は何もわからなかったので、指定席でない限り最前列に座り、情報交換会と称する懇親会には、最後の最後まで残った。怖いものなしの門前の小僧なので、初歩的な知識から、薬学部の歴史、各校の運営まで、重鎮の先生たちからあらゆる話を聴いて回った。

当時は、まさに6年制薬学教育の開設前夜、新たな薬学をつくっていこうという熱気に溢れていた。

詳しいことは、後になるまでわからなかったが、会議の配布資料からも、新しい教育が始まる高揚感を感じ取ることができた。共用試験や長期実務実習など、私にとってはすべてが新鮮だったので、新しく聞いた用語や意味、他大学の先生から教えてもらった情報は、一字一句残らず書きとめ、学内に持ち帰って、すべて学内の教職員に伝えていた。この習慣は今でも変わらない。

改正学校教育法および改正薬剤師法により、２００６年に薬学部６年制がスタートした。

学内外の薬学教員と話していて、気になったことがあった。

6年制、つまりは「臨床に係る実践的な能力を培うことを主たる目的とする」方針に舵を切ったはずなのに、否定的な発言をする先生が少なくなかったのである。

「昔のように研究活動ができなくなる」

「結局は、昔の薬専（旧制薬学専門学校）に戻るということでしょ」

「自分の学生時代には、勉強が苦手な者が医療機関に就職した」

日本薬剤師会、日本病院薬剤師会、日本チェーンドラッグストア協会、日本保険薬局協会等々、たくさん団体があるのにも最初は驚いた。

6年制移行の準備段階で、実務実習の実習経費をいくらにするかで、大学と関係団体の間で、意見が食い違うひと幕もあった。簡単に言うと、学内も学外も一枚岩だと感じることができなかったのである。

その後、15年以上を経過し、徐々に日本における薬学の歴史も理解できるようになった。6年制移行期、また、今でも一部の教員から、古き良き時代を回顧する風潮が見られるが、いまだに違和感を覚えることが多い。

もちろん、かつての伝統や風習も大切だが、時代や社会の変化に合わせて、新しい領域を切り拓くべきだと感じるのである。

薬学のことを何も知らない営業マンが、思いがけない縁により、大学の管理者に。国家試験、学生募集など、さまざまな失敗を重ねた。これらの経験を通じて、教職員も学生も、キャンパス外の世界に触れるべきだという想いが、確信に近いものになった。

第2章

失敗の連続の大学運営

―国家試験、学生募集、第三者評価、すべてが空回り

全国最低の薬剤師国家試験合格率

２００７年３月。日本薬科大学第１期入学生は４年生になった。すでに薬学６年制教育はスタートしていたが、彼らは旧カリキュラムの教育を受けた学生である。４年次に進級したのは３５５人、いったい何人が薬剤師国家試験に合格できるのか、開学最初の合格率も含めて、大きな関心事となっていた。

学内では、何とか高い合格率を達成しようと、補習・演習、特に外部の予備校を派手に使って、国家試験対策プログラムを展開していた。

当時の授業料が高額だったこともあり、教育・研究予算も潤沢にあった。学内では「ハイコスト・ハイパフォーマンス」という標語が飛び交っていたのを覚えている。予備校だけでなく、ありとあらゆる手段に無尽蔵に予算を投下し、とにかく結果を出そうという雰囲気が際立っていた。

研究面でも、まさに大盤振る舞い。研究機器が買いたい放題で、今でも当時の備品が一部使用されずに学内に残っている。今考えると、もっと節約しておけばよかったと、後悔するばかりである。

時計の針を、私が着任した2005年4月に戻す。

大学に初めて着任したものの、何から手掛ければいいのかわからなかったこともあり、当初は、泰壽総長（当時）のカバン持ちのような時間を過ごしていた。暇を持て余している私を見かねたのか、総長は、最初の仕事として「後援会の立ち上げ」を命じた。

その時は、後援会がいったい何なのかさえ知らなかったが、簡単に言うと、保護者たちの組織、小中学校でいうPTAである。

総長から直々に、組織立ち上げの要領を詳しく教わった。

「後援会は、付き合い方によって、最大の支援者にもなるし、圧力団体にもなる。絶対に敵に回してはならんばい」

どのようなプロフィールの方が、後援会の役員にふさわしいのかについても、事細かく助言を受けた。

第一に、サラリーマンではなく、薬局等の経営者の方が望ましい。第二に、それぞれの自宅を訪問して、人柄をしっかり把握したうえで選任したほうが良い。言われたとおりに、当時の役員候補の自宅、または勤務先をくまなく訪問した。営業訪問はお手のものだったので、特に違和感なく実行した。このことが、近い将来、大学の窮地を救おうとは、当時は知る由もなかった。

3月に晴れの最初の卒業生を輩出し、4月に第97回薬剤師国家試験の結果が発表された。受験生199人中、合格者は82人。合格率は41.2%。全大学の中で最下位である。結果だけ見ると「ハイコスト・ローパフォーマンス」、言い換えると、「労多くして功少なし」という惨憺たる数字と向き合った。皆が必死に取り組んだことは間違いないのだが、何もかもが空回りだったのである。その過程で、予備校教員のほうが相対的に教える技術がうまいという理由から、学内教員に対する信頼感が低下するという副作用も生まれてしまった。

保護者説明会で怒号が飛び交う

悪いことは続く。

厚生労働省による合格発表直後から、大学への苦情電話が鳴り止まなくなっていた。あまりに問い合わせが多くて、埒があかなかったので、卒業できなかった学生、そして国家試験に合格できなかった学生の保護者を対象とした保護者説明会を開催することになった。

なぜか、学生も数人、保護者に混じって参加していた。私は、会場には入らず、すぐそばでやり取りに耳を澄ましていた。荻原幸夫学部長や重松秀成学生部長（いずれも当時）に、会場に入らないよう釘を刺されていたのである。

会場となった教室は、不祥事を起こした会社の記者会見さながらの重たい空気が漂っていた。「授業料を返せ」「どんな教育をやっていたんだ」「学長を出せ」、参加者から怒号が飛び交う。

矢面に立った学部長の不用意な言動も相まって、会場はまさに火に油を注いだ状態になった。目を疑ったのは、保護者説明会でありながら、乱入した学生からも、大学に対する不満の声が湧き上がったのである。

さすがに我慢ならないと、教室に入っていこうとしたその時である。後援会会長の声が、会場に響いた。

「ちょっとよろしいでしょうか。うちの子も卒業延期になりました。ひとえに息子の勉強不足です。学校は、国家試験対策を含めて、大変よくやってくれたと思います。自分たちの不勉強を棚に上げて、大学に意見を申すのはいかがかと思います」

会場の空気は一瞬にして変わった。その後、保護者全員に対して、会長名で手紙をしたためていただき、事態は一気に収束に向かった。

「後援会は、付き合い方によって、最大の支援者にもなるし、圧力団体にもなる」

まさにそのことを痛感した出来事であった。

手厚い国家試験対策は必要か？

その後も、薬剤師国家試験の「新卒」合格率は、年によって良かったり、悪かったりを繰り返している。

ここで「新卒」を加えたのは、分母、すなわち受験者数が変化すれば、合格率も変動するからである。意図して卒業者数を減らして、合格率を上げることも、操作としては可能なのである。

ただし、卒業者数や合格者数が少ないと、同業者には内容が透けるし、そもそも入学定員よりも大幅に少ない合格者であれば、社会的に評価されることはほとんどない。昨今は、そうした小手先の手段を講じて、新卒合格率を上げようとする大学は少ないのではないか。合格率の高低が入学志願者の増減に影響することがほぼなくなったからである。

この理由として、厚生労働省による薬剤師国家試験の合格率表記が、「総数（合計）」「新卒」「既卒」「その他」の4区分に増え、一般の方にわかりにくくなってしまっていることが挙げられる。そもそも、薬学関係者にとっても、他の医療職の合格率、例えば、ある大学の医師国家試験や看護師国家試験の合格率の数値までは、さすがに知らないのではないだろうか。

私も、他の薬科大学・薬学部の合格率を、数年前までは何となく把握していたが、さすがに4区分になって以降は、あまり気に留めていない。当然のことながら、受験生を輩出する高校側にとっても関心が低く、高校訪問をしても、薬剤師国家試験合格率のことを尋ねられることは、ほぼ皆無となっている。

それよりも、受験生目線で見ると、薬剤師という職業や将来性、6年間という年限や学費負担のほうが、関心事として上位になっている。そのため、各大学がいくら新卒合格率を向上させても、入学志願者に影響することはほとんどないのである。

それでも、6年制薬学部に入学した学生にとって、最大の目標は、薬剤師国家試験の合格であることに変わりはない。また、学内における目標設定、カッコよく言うと、KPI（Key Performance Indicators：達成目標）を設定し、合格率を1％でも、合格者数を1人でも増やそうとする姿勢は、おそらくどの大学も変わっていない。

そうした学生の意向を受けて、かつてほどのボリュームではないものの、今でも国家試験に向けた補習や演習は、引き続き行われている。多くの薬科大学・薬学部でも、開始時期や時間数の差こそあれ、同じように行われているのが実状である。

後に紹介する薬学教育評価でも議論になるのだが、予備校のあり方が、しばしば問題提起されることがある。私は、予備校の授業は頻繁に参観し、講師と意見交換しながら、良いものは自身の授業に取り入れている。語呂合わせなど、小手先のテクニックのようなものもあるが、国家試験を乗り越えるという方向性は同じなのである。

ただし、国家試験に合格することだけを考えると、担当科目の教授法に工夫を凝らしたり、補習や演習の時間数を増やしたりしても限界があることを、多くの教員は感じているのではないだろうか。

要因は、誰から見ても明らかである。学生の習熟度も上位層から下位層まで年々幅広くなり、精神面のケアが必要な学生も増加している。これに伴い、かつて効果を上げていた教授法や集団指導が、もはや通用しなくなってきているのである。

薬学志願者は、２０１５年度の11万５７２６人を境にずっと減少を続けている。

2020年度の薬学部における入学志願者数は8万1141人。少子化だけでなく、6年制という年限や経済的負担もネックになっている点は否めない。

その結果、薬学全体の志願者がこの5年間で3万人以上減り、競争倍率が低下、入学する学生も多様化しているのである。保護者の進路選択への関与が高まっている影響もあり、学生自身が医療人を目指すという目的意識も低下している。そのため、手厚い試験対策勉強、悪く言えば過保護な受動的指導が、以前のような効果を発揮しなくなっているのだ。

東京の千代田区立麹町中学校長として宿題や定期テストの廃止など数々の教育改革を断行したことで知られる工藤勇一先生（横浜創英中学・高等学校校長）の講演で、「手をかければかけるほど、生徒は自主性を失う」という言葉が印象に残った。ティーチングから、コーチングへ。薬科大学・薬学部も、学習者本位の能動的な教育に変えていかなければならない分岐点を迎えているのではないだろうか。このあたりは、未来の薬学教育への提言も含めて、後の章で詳しく述べたいと思う。

大学の広報活動の実態

大学も一企業体も、収入があって初めて成立する組織である。私立大学の収入の大半は学納金収入、すなわち、学生が集まってなんぼという点では、一般企業と何ら変わるところはない。

都築学園グループは、従来から高校訪問による「広報活動」を伝統的に行っていた。今でも全教職員が高校訪問を行っていて、18歳人口が多かった時期は、高校の進路指導教員との人間関係により、生徒を送ってもらっているような状況があった。

私が18歳だった2003年の18歳人口は約200万人、2020年は120万人を切っている。学生募集に対する意識も変化し、専門学校から短大、大学に至るまで、どの教育機関も高校訪問を行っており、高校側も対応に時間を取られて、一部迷惑に感じている側面があることも否定できない。

ここで、本学が行っていた従来型の「広報活動」を紹介したい。

失敗のエッセンスが満載なのである。大学の紹介パンフレット、入試要項、在校生情報（高校から見ると卒業生）が必需品となっていた。

私がかつて行っていた酒販店向け営業では、相手にしゃべらせるのが基本ルールであった。しかし残念ながら、大学教職員は、そうした対人交渉能力を持ち合わせていないケースが多い。

教員が高校訪問すると、「自分の好きな研究の話を一方的にしゃべって帰っていった」「進路指導に役立つ話をしてくれない」「仕事の妨害になるので来ないでもらいたい」等々、高校側からの苦情も少なくないのである。そのため、教員に高校訪問をさせない大学も多いと聞いている。

日本薬科大学でも、そうした事例がまったくないとは言えず、入試課や高校訪問に慣れた教職員が、最初は同行しながら行っている。こうした渉外活動が苦手な教職員にその理由を尋ねると「会話の沈黙が怖い」「知らないことを聞かれたら答えられないので、ひたすらしゃべってしまう」等が多い。日頃の学生や他の教職員との意思疎通にも支障が出ているのではないかと心配になるくらいである。

それでも、大学の外に出ないと、見えてこないことが多いので、これからも全教職員による高校訪問は継続して行っていく方針だ。プライドが高い教員は、高校の進路指導部とアポが取れなかったり、訪問時にむげに対応されると、機嫌を損ねてしまうことがある。こちらから訪問活動をお願いしている以上、入試部の職員と一緒に、フォローに回らなければならないこともかつてはあった。教育界に根付いている、失敗を嫌う文化の一端を、このあたりにも感じるのである。

企業の方にとっては、今申し上げたような活動は、明らかに「営業」活動であり、「広報」に当たらないと感じられるのではないだろうか。利潤を追求する民間企業では、営業、マーケティング、広報は明確に分けられていることが多い。

一方、多くの大学では、入試の円滑な実施を手がける「入試」業務、高校訪問やオープンキャンパスを取りまとめる「営業」業務（これを「広報」と呼んでいる学校もある）の2つが同一部署で行われているカルチャーが、ずっと続いていた。

すなわち、大学は、自身の魅力やブランドを発信する「広報」機能を持っていなかった、あるいは片手間で行ってきたのである。

大学はコンテンツの宝庫

私は、ニュースリリースを書くのが好きだ。

親しい記者たちの顔を、一人ひとり思い浮かべながら、ラブレターを書く心境でしたためている。

取材する記者も人間だ。担当は決まっているものの、書きたい題材はそれぞれに違う。最近は、書いた記者の名前が掲載された「署名記事」が増えている。文面に目を通すだけで、どの記者が書いたかも大体わかるようになってきた。

以前は、A4のリリース原稿を1枚書くのに、6時間くらいかかっていたこともあったが、今では1時間もかからない。2019年、2020年の掲載率（リリースを書いて、何らかの媒体に掲載された比率）は、ともに100%である。

ただ最近は、LINEで記者とやりとりするので、かえって、丁寧なリリースを書くことが少なくなった気もしている。

リリース原稿書きに慣れていく過程で、はっと気がついたことがある。大学には、さまざまな学生や教職員が多様な活動をしていることもあり、企業や自治体がうらやむばかりのコンテンツにあふれているのだ。

利益を追求する団体でもなく、政治的な色彩を帯びることも少ないので、社会性や公共性も高く、記者も採用しやすい。大学と自治体との連携協定、学生のボランティア活動など、緊急性が高くない話題も多い。空き枠を埋めるのに最適であるため、これも記者に歓迎されるのだ。

優勝はもちろん、タスキが途切れることすらドラマになる箱根駅伝のような国民的イベントもある。日本薬科大学の陸上競技部も、地域の方や熱狂的な駅伝ファンからSNS等で声援をいただくことがしばしばである。まさに、絶好の広報ツールになっている。

ただし、海外の方々に、この熱量を理解してもらうことは難しい。まさに日本のお正月の風物詩である。

大学教員は、ほとんど意識していないかもしれないが、日々の授業も一般人にとっては垂涎のコンテンツである。

特に、薬学部では、一般の方にとって最も関心が高い領域とも言える、健康や医療の授業が日々展開されているのである。日本薬科大学の漢方の授業を受講したいという方が多かったので、社会人の学び直しや広報の観点から、社会人向け講座を本格開講しようというきっかけにつながった。

近畿大学や東洋大学は、大学のコンテンツの価値を十分に理解して活用していると思う。つぶさにベンチマークして、勉強させてもらっている。

日本薬科大学もまだまだ道半ばと言えるが、ありのままの姿をわかりやすく一般の方に伝えることができれば、大学の人気も高まり、共感してくれるファンも増えるだろう。

そうした意味では、コロナ禍で一気に進んだ教育オンライン化の流れは、大学の広報を根本から変える千載一遇のチャンスと言えるのである。

インナー広報も大切

広報とは、自身を取り巻く利害関係者(ステークホルダー)に広く情報を伝えること、さらには意見を収集することも含んでいるはずである。

実は、大学には利害関係者が多い。学生、保護者、地域自治体、就職先企業がすぐに挙げられる。そして、教職員自身もこれに含まれる。

余談になるが、民間企業と比べると、教育業界は機密保持の意識が希薄である。学会の懇親会等で、学内の情報がライバル校に筒抜けになることはしばしばある。理系学部は研究室内の上下関係や学会内でのつながりが伝統的に深く、所属する大学への帰属意識は、少しは変わりつつあるとはいえ、他の業界に比べると明らかに低い。

私が勤めていたビール業界で例えると、サントリーの新製品情報や販売データが、キリンビールやアサヒビールにまたたく間に伝わるというようなことが、頻繁に起こるのである。最初は、ただただ戸惑って、犯人探しに走ろうかとも思ったが、一概に悪いことではないのではないかと考えるようになった。

教育や研究という同じ方向を目指して、隠し立てしない意見交換を伝統的に行っている業界、言い換えると、オープンイノベーションが進展している業界とも言えるのだ。自校の教職員が、翌年にライバル校に転職することも日常茶飯事。人材流動性もきわめて高い。そのため、自校の教職員も重要なステークホルダーなのである。

一方で、多くの大学人は、自身の研究領域や担当業務には関心が高いものの、大学の組織全体を見渡そうという意識が乏しい。

数年前に、日本薬科大学の教職員を対象とした研修会で、大学の歴史や教育界のトレンドに関するクイズを出題したことがある。驚いたことに、埼玉県知事の名前、キャンパスが立地する伊奈町の人口、実務実習の期間がわからないという教職員も少なくなかった。中には、大学の建学の精神すら書けない事務職員もいた。最近の時事用語では、5GやGIGAスクール構想のことを、他者に説明できるかどうかも危ういだろう。

大学管理者の大切な役割として、教職員に大学全体のことを丁寧に伝えること、社会や学内で起きていることを、わかりやすく翻訳することが求められる。

そうした「インナー広報」こそが、大学の広報活動の第一歩と言えるのかもしれない。

「オープンキャンパス」は誰のためのイベントなのか？

ここ数年、高校生の進路選択における決定因子がひと昔前から大きく変わってきている。その変化を如実に体感できるイベントが「オープンキャンパス」である。

当初は、受験生を対象とした入学促進イベントとして始まったはずだ。高校生が、志望校を実際に見学して、情報収集を行ったり、進学意欲を高めたりする行事である。

ところが、一人っ子家庭が増え、子離れができない保護者が増えたことにより、「オープンキャンパス」は、生徒ではなく、親や家族のためのイベントに様変わりしているのである。さらには、学費支払いのスポンサーとして、祖父母が来ることもあり、特に資格取得を中心とした学部では、家族主導による進路決定がなされるケースが、各大学とも増えているのである。

「うちの子はやりたいことがないので、資格くらいは取ってもらいたい」

「医学部は偏差値で見ても難関だし、学費も高いけど、薬学部なら何とか届くのではないか」

両親や祖父母の気持ちもわからなくはないのだが、子供が、自らの意思で進路決定していないので、入学後に「こんなはずじゃなかった」「果たして自分は医療人になりたかったのか」と、勉強についていけなかったり、学習の動機付けに悩みが生じ、メンタルに不調が生じる一因にもなっているのである。

資格系学部でない大学からは、「薬学部は、動機付けがしっかりとした学生が多いので羨ましい」と言われることが多いのだが、先ほどのミスマッチや修学年限の長さもあり、全学部系統の中で、退学率が高い学部のひとつになっている。

偏差値が高いとされる大学でも、医学部に進めずに、薬学部に進学した不本意入学生が一定数いる。もう一度、医学部を目指したいと進路を考え直すケースもあり、そうした学生は、仮面浪人して通学しなくなる。これも休学や退学の予備軍になっているのだ。

薬剤師という明確な進路があることが、単線型のキャリアパスに映ってしまい、学生や保護者の進路選択、休退学といった進路変更に、良くも悪くも影響を及ぼすのである。

ムラ社会の心理では薬学は発展しない

旧カリキュラムの時代は、国公立大学を中心に、薬剤師免許を取得しない学生も一定数存在した。要は、薬剤師以外の道で活躍していたということである。

仮に、国家試験に高得点で合格したとしても、社会で活躍できるという保証はない。他方、6年制に移行して一定期間が経過し、学力や経済面で卒業に至らない学生をどう支援するか、代替ルートをいかに整備するかという点も、見過ごせなくなっている。

私立大学の中には、こうした悩みを抱えている大学も少なくないはずだ。

最近になって「教育の質」に関する議論が活発に行われてきている。

少し前の話だが、薬学部では、ストレート卒業率や志願倍率が低い大学を問題視するような風潮があった。自校より低い大学があると安心するという側面もあるのだろう。

当時は、卒業率や合格率が「教育の質」を確認する指標のひとつとされていた。

それから数年が経過し、新型コロナウイルス感染拡大という未曽有の事態が発生した。教育を取り巻く環境も激変し、何事もなかったかのように「元どおりの世界」に戻ることはないだろう。

だいぶ前から叫ばれていた少子化は、当初の推計を超える速さで進んでいる。結婚しない人の増加、晩婚化、コロナ禍で妊娠を控える傾向が重なり、２０２１年の年間出生数は80万人を割り込むとの試算も出ている。

これが現実となると、公的推計より10年以上も少子化が前倒しになり、人口減少に拍車がかかる。

薬学にとって身近な、医療業界も変化が激しい。

増大する医療需要に応えるため、医療機関をどう配置し、どのような機能を持たせたらよいのかという、これまでも議論されてきた課題が、コロナ禍で顕在化した。オンライン医療も進展している。

新型コロナウイルスの影響を最も受けたとされる飲食・観光業の多くは、業態転換も図りながら必死にもがいている。新たな活路を見出そうと懸命に知恵を絞る経営者もたくさん知っている。

そうした業態や業種と比較すると、日々の売上や利益に追われることのない教育界は明らかに恵まれている。

大学として、教育・研究活動ができること、学生がいることにあらためて感謝し、島国やムラ社会の内向き論理から脱却しなければならないと強く感じるのである。

薬学教育において、先に述べた、卒業率や合格率が大事なのは当然だが、建学の精神を含めてさまざまな大学がある。

視野を少し拡げ、人文社会系のような異なる学部、世界の大学、産業界や地域社会から学ぶこともたくさんあるだろう。

多様性が担保されることが、業界全体を発展させ、薬学の魅力を拡大させるのは間違いない。

生物多様性が、私たち人類の生存に大きく関わっているように、各大学が自身の強みを知り、独自性を持って、社会と向き合っていく努力を継続すれば、薬学の魅力は必ず浸透するはずである。

４年制学科設置というチャレンジ

大学の入学者は、社会の景気動向に大きく左右される。先述のとおり、私は分析化学の研究室に在籍していたこともあり、縦軸と横軸を頭に浮かべ、さまざまな原因と志願者増減の相関を徹底して洗い出している。

薬学部の志願動向と最も相関する経済的指標のひとつが、「企業の求人倍率」「失業率」である。考えてみたら当たり前で、景気が悪くなると、家計収入を直撃することもあり、子供にも「手に職を」という意識に傾くのである。医学部、歯学部等も同様の傾向にある。コロナ禍の直前まで5年間は、企業の人手不足が顕著になっており、学生にとっては空前の売り手市場。文系学部に志願者が集まり、資格系学部は年々志願者を減らしていた。18歳人口の減少、さらには学部全体の志願者減少。各大学が学生確保に苦心するのは容易に想像できるであろう。

今から約10年前のことである。２０１１年度に日本薬科大学は入学定員充足率が63.4％（２０３名入学／定員３２０名）という開学以来、最低の水準まで落ち込んだ。

6年制に移行し、修学年限が長くなったことが受験生に敬遠され、薬学全体が志願者を減らした年であり、今振り返ると、まったくの無策であった。

ただただ「広報活動」すなわち、高校訪問の回数をやたらと増やし、オープンキャンパスもほぼ毎週のように行っていた。大半の担当者は、大学パンフレットを開き、長々と独りよがりの活動をしていたように感じる。

その年度の大幅な定員割れがきっかけとなり、4年制課程の「医療ビジネス薬科学科」(開設時の入学定員は90名)を設置することが決まった。

他の薬科大学・薬学部の4年制課程は、「創薬科学」に立脚して、薬学研究者を目指す進路が一般的である。一方、「医療ビジネス薬科学科」が目指すのは、薬とビジネスの融合である。誰もやったことがない領域だったので、私は設置に慎重だったのだが、仁子総長のリーダーシップにより、約2カ月で設置構想から文部科学省への届け出までを実行することができた。まさにぐっと背中を押してもらった感覚である。

日本薬科大学にとって、非常に大きな転機となっている。

医療ビジネス薬科学科のキャンパスは、グループ専門学校の空き校舎となっていた東京都文京区湯島の校舎を活用した。改修工事が必要だったので、開設前のオープンキャンパスは、系列校である日本経済大学・渋谷キャンパス、お茶の水はりきゅう専門学校の教室を借りて実施した。

夏のオープンキャンパスを初めて開催した。初回、参加したのはたったの4人。それでも、参加者が、東京渋谷・桜丘町の坂を親子で登ってきたのを見かけた時は、うれしくて涙が出た。坂を走って下り、教室まで案内したのを昨日のことのように覚えている。受験生に果たして受け入れられるか、とにかく心配だったのだ。

親しくお付き合いしていた、高校の進路指導の先生たちにも意見を仰いだ。「カタカナの学科はダメだ」「ビルのキャンパスは、生徒には薦められない」など、当初の反応は、決して芳しくはなかった。

業界で著名人だった東京大学大学院薬学系研究科寄付講座ファーマコビジネスイノベーション（ＰＢＩ）の木村廣道先生には、学内教職員向けに、医療ビジネスの最前線についてわかりやすい講演をいただいた。最初にメールで依頼した時はまったく相手にされなかったが、知り合いを通じて低頭してお願いしたところ、何とか受けてい

4年制医療ビジネス薬科学科の設置コース

- **ビジネス薬学コース**
  製薬会社をはじめ、医療・健康関連産業、薬局などの医療機関で活躍できるビジネスマインドを持った薬の専門家を養成
- **情報薬学コース**
  病院をはじめとした医療機関で活躍できるビジネスマインドを持った薬の専門家を育てる
- **スポーツ薬学コース**
  正確なドーピングの知識を持った競技者および指導者、健康関連分野から競技者をサポートできる専門家を育成
- **栄養薬学コース**
  薬学の知識を元に、食品に含まれる栄養素の科学的研究、人体への影響、化学物質の機能を明らかにし、健康長寿社会に貢献できる人材を養成

ただいたのだ。依頼する際、学科が目指す方向性を紹介し、ご意見を仰いだところ、大いに関心を持っていただいた。それもそのはず、木村先生の著書のあちこちらを引用して、説明資料を作成したからである。

校舎も教員も何もないところから始まった医療ビジネス薬科学科の入学定員は120名。ビジネス、情報、スポーツ、栄養薬学コースという、特色の異なる4コースを設置し、2020年現在、国内で最も入学定員、在籍学生数が多い4年制薬科学科に成長した。他の薬科大学・薬学部の4年制学科のように、「創薬科学」に立脚していないことが、大きな差別化につながっている。

情報薬学コース構想の原点

少子高齢化が進展する中、医療・健康業界の発展には目を見張るものがあり、医療機関やヘルスケア関連企業など、出口に即応した教育課程を編成するべく、不断のカリキュラム変更を行っている。

２０１１年に開設した際は、主にドラッグストアや製薬企業への就職を目指した取り組みを行っていたが、現在では、病院や自治体の医療データの解析、医療ＩＴ企業への就職など、研究課題や就職先も多岐にわたっている。それだけ、医療やヘルスケア産業を取り巻く環境は変化しているのではないかと感じている。

この学科を立ち上げる際にも、第一線の専門家からたくさんの助言をいただいた。まずは、聖路加国際病院院長の福井次矢先生である。

「薬学部で『診療情報管理士』を養成してみてはどうだろうか? カルテに書かれているのは、実は、薬や疾病の名前が多いんだよ。薬学部だからこそ、養成する意義があるんじゃないか」

この一声が、情報薬学コースを構想する原点となった。ノウハウがないことを伝えると、当時、院長の側近だった診療情報管理室の脇田紀子先生（後に医療ビジネス薬科学科学科長）も直ちに派遣していただいた。

日本診療情報管理士会の公式サイトには、「診療記録および診療情報を適切に管理し、そこに含まれる情報を活用することにより、医療の安全管理、質の向上および病院の経営管理に寄与する専門的な職業」と紹介されている。

聖路加国際病院は、2005年以降、医療の質指標QI（Quality Indicator）を公表し、時系列での改善を行っている。

医療現場では、診療内容のデータ化が進んでおり、医療データを活用する診療情報管理士の活躍の場が広がっている。

これまでは、専門学校や通信課程で取得することが多かったのだが、それを大学で行ってみようと考えたのである。

すでに、卒業生が医療機関で即戦力として活躍しており、医療の質の向上、デジタル化の進展に伴い、さらなる活躍の場が期待される。

ドラッグストアとの連携に際しては、日本ヘルスケア協会会長の今西信幸先生（前東京薬科大学理事長）にお力添えをいただいた。

ビジネス薬学コースの開設当時は、登録販売者の受験資格として、1年以上の医薬品販売の実務経験が求められていたため（2015年から制度変更）、実習先兼アルバイト先となるドラッグストアの開拓を積極的に行った。このうち、ウエルシアホールディングスの池野隆光会長と懇意になり、インバウンド需要の高まりを受け、留学生を積極的に受け入れようという発想に立つことができた。

実際に、入学第1期生の留学生はきわめて優秀で、多くのドラッグストアから内定をいただき、それぞれが日本のヘルスケア産業の担い手として、また母国との橋渡し役として奮闘している。

近接領域との融合で生まれた新しい可能性

２０１３年にスポーツ薬学コースも開設した。

近年、ＱＯＬ（Quality of Life）向上の一つとして、健康維持・増進を目的にスポーツを楽しむ方が急速に増えている。そうしたアスリートではないスポーツ人口の増加に伴い、スポーツ・健康に関する幅広い知識を持った人材の育成が求められている。このコースでは、ドーピングをはじめ、医薬品・健康食品についての専門知識、それらが及ぼす影響を体系的に学習する。高校時代に運動部に所属したことのある生徒は多く、ドラッグストアやフィットネスクラブ、自治体といった出口のニーズも高いことから、コース志願者も増加傾向にある。

本コースは、日本体育大学理事長の松浪健四郎先生に強い関心を持っていただいた。主に体育系学部の大学が加盟している全国体育スポーツ系大学協議会を紹介いただき、体育学部の先生たちと意見交換することにより、視野が大きく広がった。

同協議会には約50校の大学が加盟しているが、薬系大学としての加盟は本学だけである。2018年の入会時に、会議議長の松浪先生から、「このたび新加盟する日本薬科大学を紹介します。スポーツと薬学という新しい領域を、私たちに提供してくれます。ドーピングやサプリメントは、薬の専門家だからこそ取り組める領域です。東京オリンピックを見据えて、一緒に業界を盛り上げてくれると思います。頑張ってください」と声高に会場に紹介いただいた。うれしいやら恥ずかしいやらだったが、自分たちの特性や強みが活かせる場があることを、心の底から実感した瞬間でもあった。

2021年4月には、女子栄養大学、薬日本堂、化粧品会社等と協同して、栄養薬学コースを開設する。

東洋医学の思想である「薬食同源」をテーマとし、薬学と栄養学の両方を学ぶことができるのが特徴となっている。女子栄養大学理事長・学長の香川明夫先生には、日本私立大学協会の総会でたびたびお目にかかっていたため、以前から一方的にラブコールを送っていたのだ。

2018年に両大学間で連携協定を締結し、さまざまな取り組みを展開している。

副理事長の五明紀春先生は東京大学農学部の大先輩、「大学広報レジェンド」として名高い常務理事の染谷忠彦先生からご助言をいただき、同大学駒込キャンパスにおいて、「薬膳調理実習（仮称）」を開講する予定である。

このように、同コースでは、大学、企業、自治体との連携を積極的に行うカリキュラムを計画しているのが、大きな特徴となっている。

こうしてみると、薬学単独だと社会的価値が見いだしにくいものが、近接する栄養やスポーツの領域、医療機関の経営層から見ると、意外にも魅力的に映るということである。さまざまな出会いや縁が、新しい薬学の可能性を考えるヒントになっているのは間違いない。

最初のきっかけは、瀕死の入学者定員割れに直面したことである。創薬科学の栄光はもう戻ってこないし、学内に閉じこもっていても、将来に向けた良いアイデアは浮かばない。私自身も、仁子総長に背中を押されなければ、スピード感を持って新学科設置に動いていなかっただろう。

経験も知恵も、何もかが不足していた。過去の延長には正解はないことを、身をもって体験したのである。

第3章

第三者評価の洗礼を受ける

―日本とアメリカの大学評価の違いとは？

第三者評価の苦い経験が、世界に関心を持つきっかけに

一般の方にはあまり馴染みがないかもしれないが、2004年度から「全ての大学、短期大学、高等専門学校は、7年以内ごとに文部科学大臣が認証する評価機関の評価を受けること」が法律で義務付けられている（学校教育法第109条第2項、第123条及び学校教育法施行令第40条）。

「機関別認証評価」または単に「第三者評価」と呼ばれている。法令要件としては、「受けること」が求められており、「基準に適合する」ことまでが求められているわけではない。しかし、「保留」や「不適合」になると、同業者やマスコミにその事実が公表されるため、どの大学も「適合」認定をもらおうと、受審に向けた作業を入念に行うのである。

内容は、教育理念、教育活動、学生支援、管理運営、財務に至るまで、大学運営の全般について、自ら点検・評価を行い、報告書をまとめる。本学のような単科大学は比較的まとめやすいのだが、複数学部を有する大学はひと苦労である。総合大学では、

一部の学部や学科の運営に支障があると、全体の評価に影響が及ぶこともあり、大学の事務運営の力量も問われるのである。

日本薬科大学は、２００９年度の機関別認証評価で「保留」になった。主たる要因は、教育法令に対する認識不足である。大学は、日本国憲法、学校教育法、大学設置基準等、さまざまな法令や規則に則った運営が求められる。しかしながら、本学は、学内規定の整備が不十分であり、かつ会議体の議事録もいい加減で、外部の方から見ると、ずさんと言われても仕方のない状態であった。

民間企業だけでなく、教育機関にもコンプライアンス（法令遵守）という言葉が浸透しつつある時期であり、私たちが組織全体で意識が希薄だったことは否定できない。２０１３年度の再評価で「適合」と認定されたが、財務指標の解釈において、前代未聞の延長戦。金沢工業大学の黒田壽二学園長、桜美林大学の佐藤東洋士学園長、事務局の伊藤敏弘評価事業部部長（ともに当時）ほか、さまざまな方々に率直なご指導をいただき、辛うじて「不適合」を逃れた。大学運営の基本を見直す貴重な経験となった。

これ以外に、一部の専攻領域には、「機関別認証評価」とは別に、「専門分野別評価」

と呼ばれる第三者評価がある。

工学領域では、従前から日本技術者教育認定機構（ＪＡＢＥＥ）という評価団体が知られている。ただし、評価を受審するかどうかは、大学の自主性に任されている。

医学部や法科大学院等でも、それぞれ趣旨や目的は異なるが、同様の分野別評価が行われている。医学部は、２０２３年問題といわれる外圧も契機となり、係る評価が開始されたと聞いている。それらの仕組みを参考にしながら、２０１３年から薬学教育評価が開始されたのである。

日本薬科大学は、岡山大学、福山大学とともに、評価第一号校として手を挙げた。6年制薬学教育をより良くしたい、新しいことを最初に挑戦してみよう、という前向きな気持ちであったが、まったくもって考えが甘かった。

いろいろ反省すべき点はあるのだが、まずは、評価の仕組み自体を知らなすぎた。

２０１３年度に受けた総合判定の結果は、6つの中項目が適合水準に達していないということで「保留」。２０１7年度の再評価で「適合」の認定を受けた。

薬学の重鎮の先生方、他大学の理事長や学長に、受審直後に手あたり次第相談した。

評価チームや評価員によって、評価尺度が異なることに合点がいかなかったのである。

「埼玉の田舎にいるから情報が入らないんだよ」

「評価チームからネガティブな偏見や先入観を持たれていたかもしれないね」

「そもそも何で最初に受審したの?」

まさに言われ放題、言われっぱなしであった。

日本私立薬科大学協会の井上圭三会長(帝京大学 副学長)には、「保留」になった直後、まさに叱咤激励ともいえるお言葉をいただいた。

「評価基準をつくる側、評価書を読む側は大変なんだぞ。もっと勉強しろ」

本評価時の訪問調査の意見交換は、双方合意で録音が許可されていたため、今でもずっとスマートフォンに音源を残している。何度聴いても、ひどいやり取りである。

当時の訪問調査に同席した本学教職員、評価機構の関係者も、今や数少なくなった。戸部敞事務局長(当時)ほか、評価機構の関係者には多大なる迷惑をおかけした。

こうした辛酸を舐めた経験が、日本や海外の高等教育・薬学教育の仕組みを真剣に学ぼう、と決意するきっかけになった。

アメリカの大学アクレディテーション

第三者評価とは、評価者が当事者と利害関係をもたないことによる客観的な評価であり、それゆえに、その結果は信頼度の高いものであるということが前提である。現状の日本の外部評価は、第三者評価と言いながら、実態は同業者、つまり、ほぼ身内による評価である。

評価の判定は、どうしても客観的にはならず、評価員の主観が入ることが避けられないのである。互いの「馴れ合い」や「甘え」があってはならないのは当然だが、日頃の関係者との交友関係が、少なからず影響することは否めない。つまるところ、情報戦の様相が強いのである。

いずれの評価も、全学的に懸命に取り組んだものの、やればやるほど「適合」になるという手段が目的となり、「大義」として、何のための評価なのかがわからなくなる瞬間もあった。そのため、評価自体の成り立ちや意義を、根本から理解する必要があると痛切に感じたのである。

こうした日本の大学評価制度は、アメリカで始まった大学教育の質保証のための制度である大学アクレディテーション（適格認定）に端を発している。実際にアメリカに行って、歴史を紐解き、正しく理解しないと、本当の意味がわからない。

国内のいずれの評価も、受審した後は、何だか釈然としなかったので、2016年8月に、アメリカの大学アクレディテーション機関のひとつである西部地区基準協会（Western Association of Schools and Colleges：WASC）のラルフ・ウォルフ会長と、サンフランシスコで面会した。

私が体験した日本の認証評価の実態を細かく伝え、専門家としての意見を求めた。最初は、アメリカの高等教育の基礎知識がなかったため、まったく意味が理解できなかったが、アメリカのアクレディテーションの歴史を含めて、私が疑問に感じていたことに対して、丁寧にお答えいただいた。

アメリカのアクレディテーションの本質を理解するためには、1788年の独立時に公布された合衆国憲法にまで遡らなければならない。憲法は、国と州との役割分担を明記したもので、国の役割は諸外国との通商や戦争宣言など、国として統一して取り組む事柄（16項目）に限定されている。

それ以外の事柄は、修正憲法第10条（委任事項）により、州の権限になっている。そのため、小学校から大学まであらゆる教育機関の設置等に関しては、州の教育機関が担っているのである。

大学の設置認可も、当然、州の教育委員会の役割に含まれている。もっとも日本のシステムと比較するとかなりいい加減で、申請の条件は、「ミッションは何か？」「学長は決まっているか？」「資金はあるか？」のおもに3つである。

日本の設置申請のように、教員審査もなければ、施設・設備の充実状況等も問われない。したがって、駅前のビルの一室を借りて大学の看板を掲げることも可能なのである。

ただし、これはあくまで設置する条件であって、質を保証するものではない。

大学を設置した場合、質の評価（アクレディテーション）は、全米6地区にある地区基準協会が担当している。

そして、認証評価を受けると、「学生たちや国に民間の奨学金等の受給資格が生まれる」「国の機関や民間の研究資金を受けられるようになる」。何よりも、「社会から信頼を受けることができる」といったメリットが生まれるのである。

また、アメリカでは、複数の大学で学ぶ経験を持つ学生も少なくない。

第44代アメリカ合衆国大統領のバラク・オバマは、オキシデンタル大学に入学した後、3年次にコロンビア大学に編入学して卒業、その後、ハーバード・ロースクールに入学している。

こうした編入学（トランスファー）を行う学生の比率は高く、2年制コミュニティ・カレッジ（日本でいう短期大学）に入学した学生の多くが、いずれは4年制の大学への編入学することを希望している。前期2年分の学費や寮費を、安価に抑える意図もあるようだ。

学生の転籍が行われる際に、編入前の大学の単位が、編入後の大学で認められるかどうかの、まさに「質保証」が重要になってくる。

アクレディテーションを受けていない大学の単位は、有効だと認められないことが多く、そうした学校に在籍する学生は、実質的に、大学間の転編入学が制限されるのである。

なお、第45代アメリカ合衆国大統領のドナルド・トランプは、株式会社立トランプ大学をニューヨークに有しているが、奨学金や編入学とは無縁であるため、アクレディテーションを受けていない。

アクレディテーションという言葉自体の翻訳も難しいのだが、その内容や基準項目を、そのまま和訳しても、まるで意味が通らないのである。

日本では、何回聞いてもさっぱりわからなかった、3つのポリシーやアウトカム基盤型教育(Outcome-Based Education：OBE)の意味も、まさに一瞬にして理解できた。

ウォルフ会長から話を聞いて笑ってしまったことがある。

アクレディテーションに出てくる「キャンパスセキュリティー」という基準項目。日本では、「大学の施設設備」の評価項目がまさに該当する。アメリカでは、「銃の持ち込みをどう制限するか」「キャンパス内で頻発する性犯罪をどう防止するか」がチェック項目となっている。

一方で、日本の同じ項目では、「バリアフリーや耐震化がなされているか?」「Wi-Fi

等のＩＣＴ環境が適切に整備されているか？」等に翻訳されている。おそらく、日本の認証評価団体の方が苦労して翻訳したのだろう。国が違えば、同じ用語でも、まったく異なるものを指すことがわかった。

ワシントンD.C.にある大学理事協会（Association of Governing Boards of Universities and Colleges：AGB）にも赴き、アメリカの高等教育を初歩から勉強する機会もいただいた。

アメリカでは、さまざまな大学に関する情報が公開されており、特にU.S. News and World Reportが発表するランキングが大きな影響を及ぼしている。受験生や在学生、保護者は、必要な公開情報を参考にしながら、大学を選択するのである。

学費が年々値上がりし、高額になっているということもあり、奨学金やアルバイトの問題も深刻だ。

アメリカの大学の卒業率は、4年制大学であっても、6年以内での卒業率で比較し、外部に公表されている。

卒業率は、志願倍率との連動ではなく、大学の教育・財政面（奨学金等）の支援が、十分になされているかどうかをチェックする指標なのである。

また、理事長の多くは、地域の会社経営者または卒業生なので、外部資金の獲得や財務計画の策定とともに、学長他、教学部門の活動を査定している。理事長や理事は、寄附金を中心とした外部資金を獲得するのを主たる業務とし、教学部門の専任事項であるカリキュラム編成にはあまり口出ししないのも特徴的である。

こうした情報を収集する過程で、アメリカの高等教育を俯瞰する際に、何をどのように見れば良いのかを明確に知ることができた。

アメリカだけでなく、アジアやヨーロッパの大学との交流が進展するのに伴い、さまざまな国の大学運営、評価の仕組み、薬剤師養成プログラムを学ぶ機会も増えている。

こうして知り合った世界各地の大学関係者とのネットワークは、私にとっては貴重な財産である。

世界の教育界に関心を持ち情報発信を

最近の事例を紹介しよう。

アメリカでは、米国学生関与調査（National Survey of Student Engagement：NSSE）による大規模な学生調査が、以前から実施されており、学生の学修等の状況を把握するとともに、得られたデータをエビデンスデータとして、アクレディテーションに利用することや、教育内容の改善などに活用することが行われている。

日本では、「２０４０年に向けた高等教育のグランドデザイン（答申）」（平成30年11月26日中央教育審議会）において、学修者本位の教育へ転換を図るとともに、各大学が教育成果や教学に係る取組状況等の大学教育の質に関する情報を把握・公表していくことの重要性が指摘されている。こうした流れを受け、学生目線からの全国的データを整備・活用しようという方針に則って、２０１９年度から日本で「全国学生調査」が試行実施されているのである。

日本の教育政策が決定されるプロセスや、なぜその仕組みが導入されたかのルーツが理解できれば、腑に落ちることも多く、学内の情報共有もスムーズに進む。そのため、大学運営に当たる者は、国内はもちろん、世界の教育界の趨勢に関心を持ち、常に情報を発信していかなければならないのだと感じている。

政治や経済情勢に左右されながら、各国の教育制度も日進月歩で変化していく。国民性が反映されることも多く、学ぶことがあまりに多い。文化、歴史、宗教観等は異なるが、より良い教育を提供しようという基本的方向性は共通していることがわかった。根本のところでは、大きな違いはないのである。

ウォルフ会長の言葉が今でも耳に残っている。

「(アクレディテーションとは) お互いの学校の特徴を知り、より良い大学運営を追求するための活動です」

この言葉を聞いて、国内外のさまざまな事例を、さらに吸収したいという想いが強くなった。

私は、他大学の外部有識者委員会、自治体の生涯学習委員会の委員を務めている。些細な失敗をとがめず、新しいことに挑戦する姿勢を、これからも評価していきたい。

第4章

地域や民間との連携は欠かせない

——産学官連携を進めるためにすべきことは何か

町長の席次を末席に。事の重大さに気づかず

2004年4月。日本薬科大学の開学記念式典が、多くの来賓出席のもと、華やかな中にも厳粛裏に執り行われた。そんな晴れの門出の日に、本学は、後まで尾を引くことになる、考えられない失態をおかした。

大学や会社で記念行事を取り仕切った経験がある方は、すぐにご理解いただけるだろう。外部の来賓を招いた折に、上座に座っていただく主賓は、決まって行政関係者、特に首長（知事、市長、町長など）である。

大学にとって晴れの門出の日に、その首長を激怒させたのである。

日本薬科大学のさいたまキャンパスが立地するのは、伊奈町という人口約4・5万人（2021年2月現在）の町である。町名の由来になった伊奈備前守忠次は、徳川家康に仕え、治水、土木、開田を進めた人物として知られている。野川和好町長（当時）は、地元でガソリンスタンドやゴルフ施設等を営む事業家で、親分肌で知られていた。後で知ったのだが、情にも厚いが、人の好き嫌いも激しかったようだ。

本学の都築泰壽理事長（当時）も、お祭り騒ぎや人をもてなすのが大好きな博多っ子。式典で事前に座席が決まっていても、前日に来客を増やしたり、席次を直前に変更したりすることがしばしば。祝事となると、まさに行き当たりばったりであった。たしか、当日の朝のことだった。新しい来賓の方が来ることになったので、席替えが必要になった。

「こんな田舎の町長だから、端っこの席に置いておけ」

野川町長の席を、会場の末席に移動させたのである。今でこそ立場がよくわかるのだが、代議士や首長は面子を重んじる。自身の政治生命にも影響が及ぶからである。会場で席次表を見た町長の顔は、みるみる赤面し、式典の途中で中座された。すぐにとりなせば良かったのだが、結果的に大学は何もしなかったのである。

その野川町長がそれから足掛け3期12年、２０１６年5月まで首長を務めるとは、当時は想像だにしなかった。入学式や卒業式に招待しても、常に欠席の返事が届いた。今振り返ると、怒らせたこと以上に問題なのは、私を含めて、その重大性に気がついた教職員が、大学内にいなかったことである。

オセロの石が黒から白に変わった瞬間

２０１２年11月28日。日本薬科大学の歴史が変わった節目を迎える。埼玉県の上田清司知事（当時）が「とことん訪問」で大学を訪問することになったのだ。

「とことん訪問」とは、現場主義、膝をつき合わせての意見交換を目指して、知事が自ら県内各地をくまなく訪問しようとする視察行事の一環である（埼玉県公式サイトより）。

まさか、この日が節目になるとは思ってもみなかった。

本学は漢方が特徴のひとつとなっているが、漢方資料館の視察、丁学長監修の薬膳カレーを楽しみにされての訪問である。

知事と一緒に来学されたのは、伊奈町の今成貞昭副町長（町長代理、埼玉県庁から出向）、矢部松男町議会議長、小野克典県議会議員である（いずれも当時）。野川町長は、「腰痛による体調面の不調」を理由に、今回も欠席された。

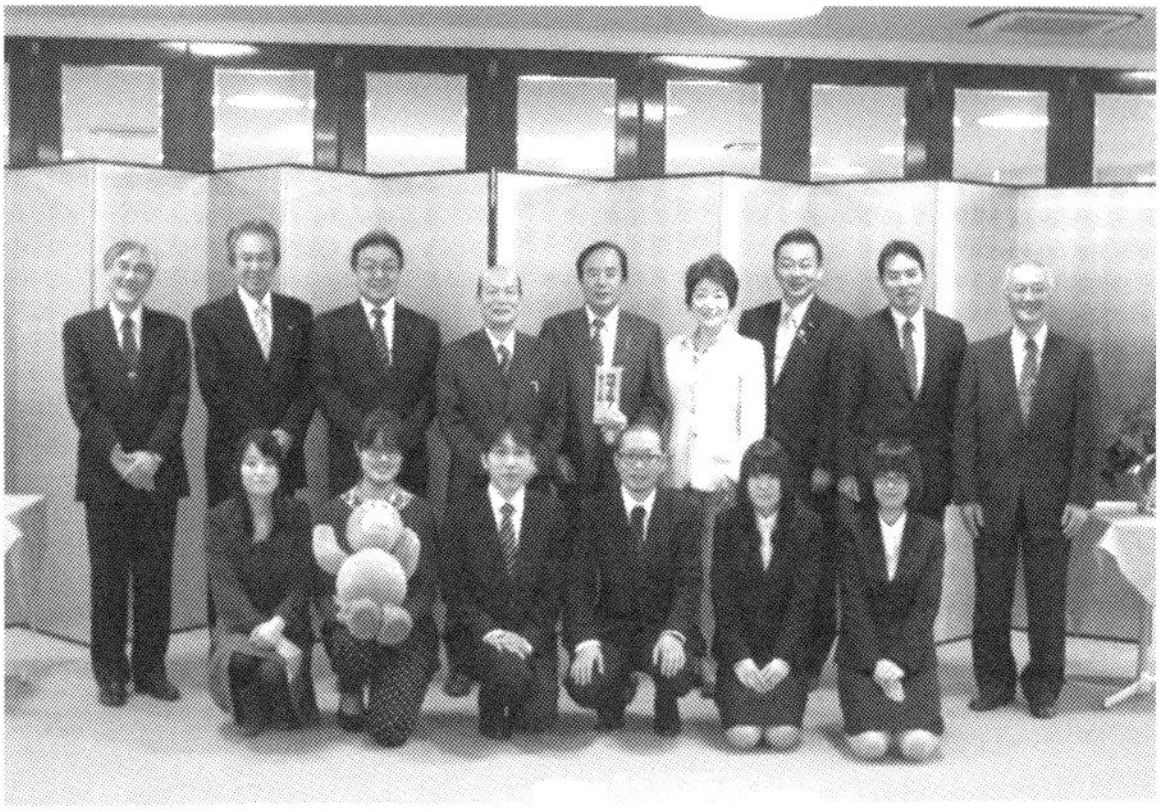
上田知事のとことん訪問（2012）

無事に知事の視察訪問が終わった直後、仁子総長から質問を受けた。
「なんで町長は来てないの？　知事がいらっしゃったら、（地元首長は）当然同行されるはずでしょ」
体調不良で欠席連絡があった旨を伝えたところ、「それは表向きであって、何か別の理由があるはずだ」と言われ、開学時の出来事を伝えた。
町長が、まだそのことを根に持っておられるかどうかは定かではなかったが、それ以外に思い当たる節はなかった。すぐに町役場に連絡するように言われ、翌日に今成副町長と面談した。

第一声は、「町長は、あの時のことをまだ根に持っておられます」

やはりそうだったのか。

「ただし（振り上げた）拳を下ろすタイミングを図っているはずです」

すぐさま、面会を申し込み、翌週、直接お会いすることができた。

「過日の非礼を心からお詫び申し上げます」

町長室に入って深々と頭を下げた。すぐに、野川町長から返事があった。

「全然気にしてないよ」

それが本心ならば、8年半も口を利かないはずはない。政治家の真意を理解するのは難しいのである。

その直後の、町長との会話は忘れられない。

「首長（町長）の仕事って、何か知っているか？」

少し考えたのち、「町民が、皆さん元気に暮らすことじゃないんですか」と答えた。

「わかってないなぁ。それじゃあ、首長は必要ないだろ」

教えてくださいと尋ねたところ、

「白黒はっきりさせることだ！　自分の支援者のため、政策に賛成する人、がんばっている人のために全力を尽くすんだよ。お前の言うのが正しいのであれば首長はいらない」

日本薬科大学は、町長の言うところの「黒」になっていたということである。その日を境に、まさにオセロの石が、くるりとひっくり返ったように「白」になった。２０１４年10月に伊奈町、いきいき埼玉（県が所轄する公益財団法人）と包括連携協定締結。地域小学生の親子理科教室、陸上部によるランニング教室、町の花バラを使った共同商品開発等、次々と連携プロジェクトが進んだ。

地域に大学のファンが一気に広がったのだ。大学の地域連携の基本がここに出来上がった。

社会貢献の意義を浸透させるのは難しい

知事の「とことん訪問」で来学された方々との縁が、さらなる連携に発展する。

当時、県議会議員だった小野克典さんは、その後、桶川市の市長に就任。2016年5月に大学と桶川市で包括連携協定を締結することになった。

今成貞昭副町長に至っては、埼玉県庁に戻ってから、観光課長、報道局長を経て知事室長に就任する空前の大出世。4期16年に及んだ上田県政を縁の下で支えた。今成氏は、マスメディアとの交流も巧みで、県政記者クラブに居並ぶ記者たちとの橋渡しにも、力添えをいただいた。

社会貢献を模索する中で協力者は増える。矢嶋行雄さん（元埼玉県県民生活部長、現 日本薬科大学特任教授）をはじめとする県庁関係者から、各自治体のキーマンが重要であることを教わった。秩父市には島田憲一さん、鶴ヶ島市には田村義明シェフ等、挙げていけばキリがないが、各地に街づくりの達人がいる。

地域にはそれぞれのしきたりがあり、入り口を間違えると、かえって反発を食らう。

県内のさまざまな自治体と縁ができるたびに、今でも、必ず県庁に相談してから訪問している。首長は十人十色、地元の人にしかわからない事情があることを知った。商工会や地方議員は自営業の方も多く、大学人や科学者にとっては、到底理解し難いことばかりである。

ここで、秩父のキハダプロジェクトについて触れておきたい。

秩父は、かつてはセメント業や林業で栄えたが、今は少子高齢化が進み、山間部では限界集落も少なくない。池袋から西武鉄道の特急で約80分。2016年にユネスコ無形文化遺産に指定された秩父夜祭をはじめ、見どころの多い観光資源が楽しめるため、日帰り旅行をするにはもってこいの場所である。古くから伝わる秩父銘仙(伝統工芸品の織物)、程良い酸味とシャキシャキ食感がたまらないしゃくし菜漬、名産カエデを使ったメープルシロップまで、知れば知るほど魅了される土地である。

丁宗鐵学長が、初めて立ち寄った折に「ここは薬草や薬木の宝だね」と驚いたほどで、このうち、本学はミカン科の低木樹キハダに注目した。生薬では、オウバク(黄蘗)として知られ、健胃・整腸作用などが知られている。地元出身の野澤直美教授、天然物化学が専門の高野文英教授のご尽力もあり、キハダサイダー、ボディソープなどを樹液生産組合や学生も交えて開発した。秩父には大学や短期大学のような高等教育機関がない。そこで、日本薬科大学が主導して秩父市民大学講座を開講し、知的好奇心あふれる受講生が毎年参加するようになった。

２０１７年11月、日本薬科大学と銀座農園株式会社の共同事業として、銀座１丁目にドリンクスタンド「ファーマシーズ」が誕生した。店名のファーマシーズ（FARMACY'S）は、ファーム（Farm）とファーマシー（Pharmacy）、農園と薬局の融合を表している。高麗人参やサンザシ、クコの実、陳皮などの生薬やハーブを野菜や果物と合わせたドリンクを提供し、メディアの注目を集めた。

銀座農園は農業ベンチャー企業で、代表取締役社長の飯村一樹氏は２００９年、銀座に水田を、翌年には東京交通会館にマルシェをつくった。通常のミニトマトの2倍にあたる糖度の「高糖度プレミアムトマト」の栽培に成功。

現在は、農業ロボットテクノロジーを使った取り組みにも力を入れており、国内外から大きな期待が寄せられている。

大学としては、本コラボにより、敷居が高いと思われがちな漢方を身近に感じてもらうことを目指した。女性客がメインだと思っていたが、客層は幅広く、男性や海外からの観光客も。銀座の老舗文具専門店「伊東屋」や宮城県のカフェ併設型薬局、東京丸の内にあるアシックスのランステーションなどでも販売された。

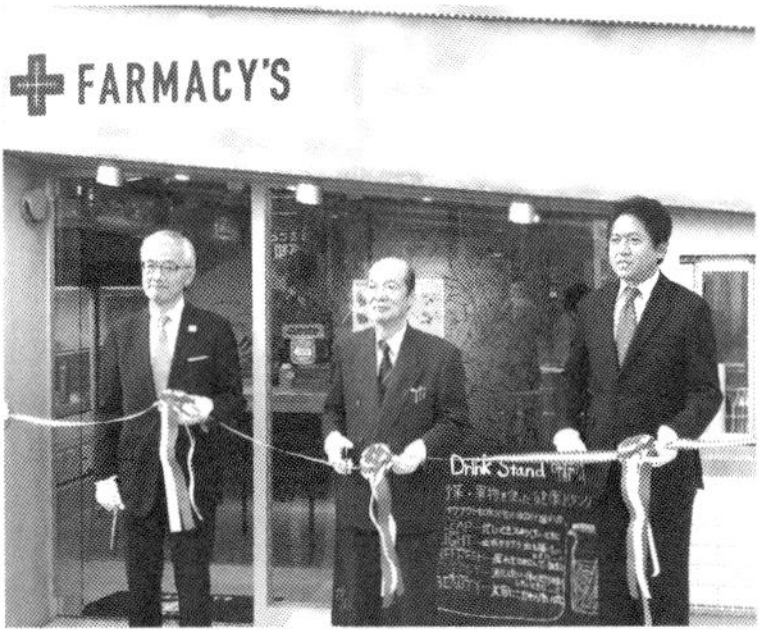

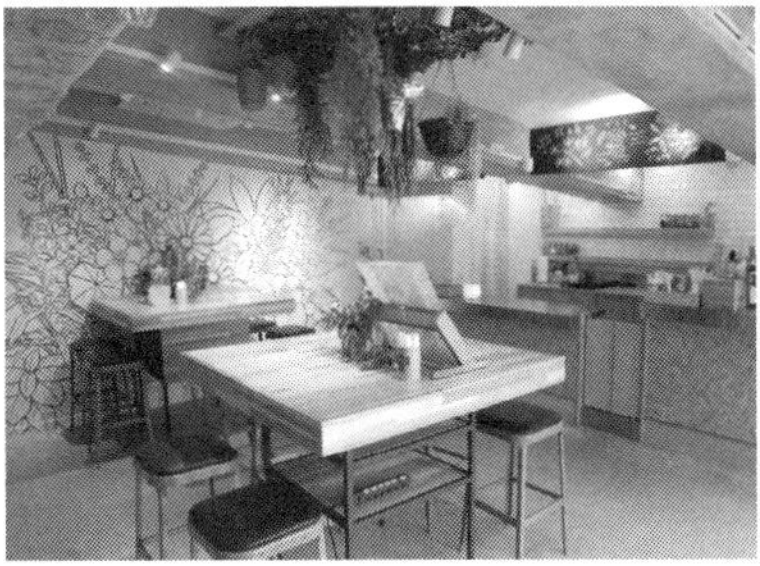

ドリンクスタンド「ファーマシーズ」オープン（2017）

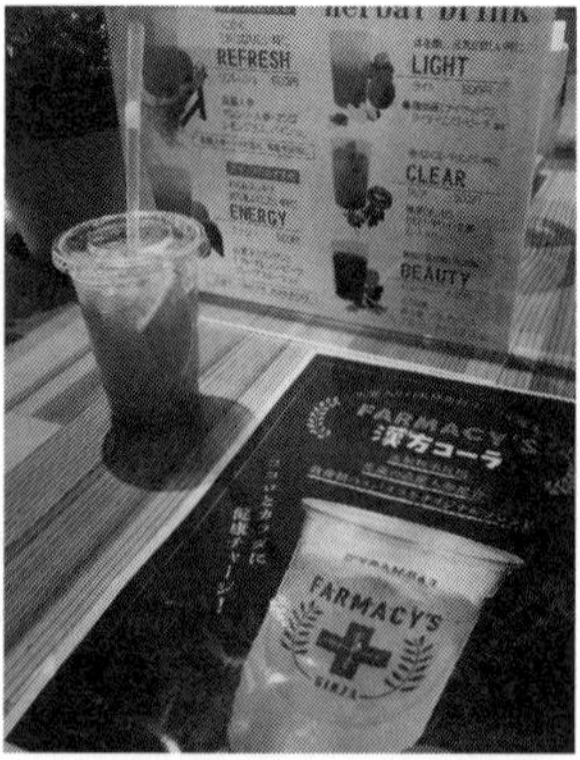

人気商品の「漢方コーラ」

大学の役割として、教育、研究、社会貢献の3つが知られているが、大学によって強化する比率は異なる。一方、大学関係者で社会貢献の意義をしっかり理解している者はそう多くない。

先日、ある薬科大学に招かれて、秩父のキハダプロジェクトの取り組みを紹介し、理事長や学長には、大いに関心を持っていただいた。しかしながら、「うちの教員は、自身の研究にしか関心がないので、おそらく社会貢献の意識を学内に浸透させるのは難しい」とのこと。

これは他の薬学部・薬科大学にも共通することで、本学でもいまだに周知できているとは言えないのである。

地域と大学は運命共同体

下図は、国土交通省が公表した「国土のグランドデザイン」からの抜粋である。

キャンパス周辺の人口が12万5千人を切ると、大学の存在確率は50％を切るという統計データになっている。

言い換えると、地域の定住人口が減少すると、大学の存亡も危ういということである。

地域と大学は運命共同体、大学の人的・物的資源を活用して、同じ方向で歩むべきなのだ。

伊奈町から始まった連携は、桶川市、上尾市、蓮田市、秩父市、横瀬町、皆野町、長瀞町、小鹿野町、文京区、鴻巣市、春日部市まで広がっている。

サービス施設が立地する自治体の規模（三大都市圏を除く）

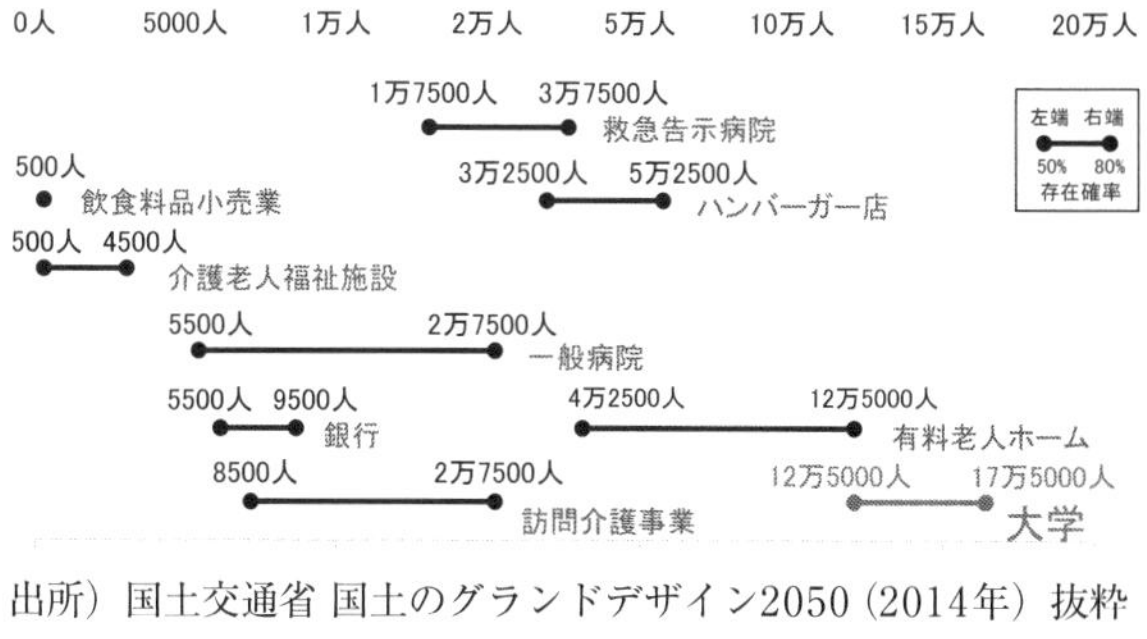

出所）国土交通省 国土のグランドデザイン2050（2014年）抜粋

それぞれの自治体の課題や政策に寄り添い、大学の人的・物的資源をどう絡めていくかという点が重要になる。

２０１９年に、映画「翔んで埼玉」が大ヒットした。しまむら、ヤオコー、デサン、ポーライト、ワコム、サイサン、コエドビール、ノースコーポレーション（ヨーロッパ野菜）、武蔵コーポレーション（大谷義武社長は大学庭球部の後輩）等々、挙げていけばキリがないが、埼玉発のユニークで活力ある企業は多い。

２０２１年大河ドラマ「青天を衝け」の主人公、渋沢栄一の生誕地として脚光を浴びる深谷市も元気だ。

サフラン（生薬でも有名）で町おこしをする鶴ヶ島市、大規模なラベンダー園を整備した嵐山町などもある（千葉良子特任教授がアロマセラピー監修）。

狭山茶の主産地が入間市であることや、川越いもの多くが三芳町で生産されていることは、地元に目を向けなければ、知ることはなかった。

本学の資源を活用すれば、さまざまな産学官連携が図れる可能性は無限にあると感じ、埼玉経済同友会、さいしんコラボ産学官、埼玉日経懇話会などに参加し、県内の政財界の方々と交流する機会を積極的に増やしているところである。

ただし、日本薬科大学の教職員の意識が、地域と本当に一体となっているかどうかというと、正直、まだ道半ばである。基礎科学を手掛けてきた研究者がフィールドワークを研究テーマに含めているケースは少ない。また、医療機関に勤務経験のある臨床系教員も、病院、薬局、それぞれの事情には明るいが、地域と共存する価値に気がついている教員はさほど多くない。

薬学部は、6年制に移行して、大学院に進学する学生は減少傾向にある。

過去の研究テーマに縛られるのではなく、社会学部や工学部に見られるような、地域社会や企業と連携した研究テーマを考えてみるアイデアがあっても良いのではないか。

医療機関、ヘルスケア企業、自治体にとって、薬科大学・薬学部と連携したいというニーズは強い。そこに新たなイノベーションが見いだせるのではないかと考えている。

第5章

大学運営に「真の」マーケティングを生かそう

―学外へ飛び出せ。大学を解放し、国際交流を！

ブランディングの答えは身近なところにある

折に触れて読み返す1冊がある。サン・テグジュペリ作「星の王子さま」。幼い頃、両親が好んで読み聞かせてくれた本である。本の頭から順にではなく、その日の気分や好みに合わせて章を選び、読んでくれた。味わいのある印象的な挿絵が、子ども心に魅力的で、これから始まる物語への期待にわくわくした。

作品の中に、多くの人が愛する一節がある。

「心で見なくちゃ、ものごとはよく見えないってことさ。かんじんなことは、目に見えないんだよ」

地球にやって来た王子さまは、キツネと出会い、「ぼくのバラ」との守るべき約束に気がつく。バラは大切なものの象徴だろう。だが、身近にあるものほど、その良さは見えない。キツネは、そのことに気づかせてくれる。

2016年8月、大学経営戦略研究所の船戸高樹先生（元桜美林大学大学院教授）に誘われて、アメリカの高等教育の最新事情を学ぶ研修に参加した。

マーケティングの神様といわれるフィリップ・コトラーに薫陶を受けた、トーマス・ヘイズ博士（サビエル大学教授）と面会できることに惹かれたのである。当時は、大学をどういう方向に舵取りをするかで、悩むことも多かった時期であり、そのため、まったく違う視点からの気づきを欲していたのだ。

アメリカの高等教育は、そもそも制度や成り立ちが日本とは異なり、何もかもが新鮮だった。

8月29日、オハイオ州シンシナティにあるサビエル大学の教室での出来事である。一連の講演が終わった後に行ったため、時間としてはたったの15分程度だっただろうか。ヘイズ博士との意見交換は、興奮と啓発に満ちたものであった。

初っ端から鋭い質問が飛んできた。

「お前の大学の特徴はなんだ？　他大学にはないものを一つ挙げてみろ」

すぐさま、「漢方です」と答えると、続けて、

「お前だけでなく、教職員や学生、保護者も同じ回答をするか？　一緒に日本から来た大学訪問団のメンバーも同じ回答をするのか？」

まさに矢継ぎ早の質問だった。

「それは自信がありません」

偽らざる本音だった。さらに容赦なく質問は続く。

「『漢方』は、大学公式サイト上の最も目立つ場所に掲載してあるのか?」

だんだん答えられなくなってきた。

「掲載されていません」

その時、決定的な発言があった。

「それならお前が言う『漢方』は独りよがり(self-confident)だ。ブランドではない」

バツが悪くて顔が赤くなり、それ以上、何も答えられなくなった。

Steeple=「教会の尖塔」のことだが、マーケティングの世界では「目立つ」という意味で使う。具体的には、「漢方といえば日本薬科」といったイメージを確立することを指す。

たしかに、「法学部の中央」「商学部の明治」「英語の上智」というように、大学を代表する学部や専門分野を確立すると、大学全体のイメージを向上させることができるのだ。

ヘイズ博士の話は、至極説得力があった。

「トヨタには、『素晴らしい車をつくる』というブランドがある。それは、トヨタ自身が言っているのではない。会社が、長い期間かけて高品質な車を量産した結果、全世界の顧客が『素晴らしい車をつくる』会社だというブランドにつながった。自分から言ったことではない。つまり、ブランドは、自分以外の顧客がつくるのだ」

ここで、私は開き直って尋ねた。

「私の大学はどうしたらいいんでしょう。広く認められるブランドをつくる方法を教えてください」

ヘイズ博士はゆっくりと答えた。

「大学が見てもらいたい側面と、顧客が受け取るものは違うことに、最初に気づくべきだ。会社でも、大学でも変わらない。決めるのは顧客だ。答えは身近なところにある。大学の顧客である学生、保護者、教職員の声を、まずは聴いてみたらどうだ。意外な発見があるはずだ。本当に『漢方』かもしれないし、違うかもしれない」

マーケティングの専門家らしいアドバイスももらった。

「顧客の意見集約をした結果、最も多かったキーワードを、お前の大学のブランドに据える必要はない。そこからは、マーケティングの出番だ。ここでは、リーダーの果たすべき役割が大きい。たくさんのことを伝えても、他者には伝わらない。出てきた内容から絞り込み、これはというメッセージを決め、あらゆる場面で、あらゆる手段を使って周知する。これでもか、これでもかと。そうした活動を継続していくと、顧客に伝わり、気がつけばブランドになるんだ」

ヘイズ博士は、「食堂のおばちゃんも、警備員のおじさんも同じ意識、誇りを持たせることだ」と言う。とはいえ、アメリカでも、他の学部や専門分野の教員にこの意識を持たせることは至難の業。それでも、粘り強く説得し、「70％の教員が理解すれば、大学全体のうねりになる」とのことであった。

要は、身近なところに答えはあるということである。

大学を取り巻くさまざまな方の意見を集約し、その結果を踏まえて、リーダーが決定するというプロセスが大切だという点に目が覚めた。

「こう見られたい」願望をあげているだけじゃダメなんだ

大学に戻って、さっそく大学の特徴をアンケート調査したところ、まさに意外な発見があった。

教職員アンケートのトップ3は、

1　面倒見の良い大学

2　教職員と学生の距離が近い

3　入学時に低学力でも薬剤師になれる

一方、在学生が考えるトップ3は、

1　緑豊かなキャンパス

2　留年率が高い

3　教職員と学生の距離が近い

保護者からの意見は、

1　緑豊かなキャンパス

2　アクセスが良い

3　丁学長をはじめ漢方が有名

という結果になった。

在校生、保護者ともに「緑豊かなキャンパス」がトップだった。さいたまキャンパスは、敷地面積約5万坪、東京ドーム約3個分の広さを誇る。武蔵野の自然林が残り、隣には民間企業が経営する乗馬クラブ、300ヤードのゴルフ練習場が立地している。初めて訪問された方には、「軽井沢か避暑地に来たようだ」と言われることもしばしばである。JR大宮駅からニューシャトルで18分の志久駅から徒歩5分。他の薬科大学や薬学部と相対比較すると、アクセスは良いほうなのである。

しかしながら、そのことを特徴に挙げる教職員は、さほど多くなかったのだ。

今になって冷静に振り返ると、教職員が挙げているキーワードは、「そう見られたい」「そうあってほしい」という願望だけなのである。

私だけでなく、教職員も独りよがり(Self-confident)だったのだ。情けないやら、ほっとするやら、複雑な気持ちになった。大学管理者として、痛切に責任も感じた。

伝統医学を活用して国際交流をスタート

なぜ、こうしたギャップが生まれるのかは、すぐに推察できた。

キャンパス外の他者と交流する機会が乏しいうえに、内向きになっている。極端に言うと「鎖国」をしているからである。キャンパス内にこもっていても、何も始まらない。大学をもっと開放して、知ってもらうことが最大の広報活動、そしてブランド化につながるということに、あらためて気がついた瞬間である。

薬科大学・薬学部で、地域連携や国際交流を重視している大学は、ごく少数である。仮に、複数学部を持つ大学において、包括的な連携協定を締結していても、薬学部が、実質的な交流活動を実施している大学はほとんどない。その結果、薬学を目指す高校生や保護者にとって、どの大学もたいして違いがないように映っているのではないだろうか。実は、これは就職先企業についても同じで、調剤薬局やドラッグストアの採用担当者は、その違いを熱弁されるが、各社の違いをはっきりと説明できる学生はほぼいない。互いを知るためには、門戸を解放し、交流することしかないのである。

「鎖国」をやめる、大学を外部に開放するということは、国内に限ったことではなく、海外に対しても一緒ではないか、とも考えた。

日本の伝統医学である「漢方」が薬剤師国家試験で出題されるのは、全345問中せいぜい1問か2問。ところが、薬剤師になって医療現場に出ると、葛根湯や麻黄湯など、患者や利用者から問い合わせを受ける機会は多い。

海を越えて、中国や台湾に行くと、中医師の国家資格があり、市中のどこに行っても「中医診療所」を見ることができる。意外なことに、中国や台湾の研究者も、日本の「漢方」には関心が高いのである。

紙ベースの名ばかり協定ではなく、強みのひとつである漢方を使って、「伝統医学」を中心とした国際交流を行っていこうと考えたのである。

幸いにも、2007年、台湾の伝統医学のメッカ、中国医薬大学内に「都築伝統薬物研究中心（都築伝統薬物研究センター）」を設置し、教員を常駐して、定例の共同研究は実施していた。

中国医薬大学が、教員の昇格要件に「海外での研修」を含めたこと、学生の海外短

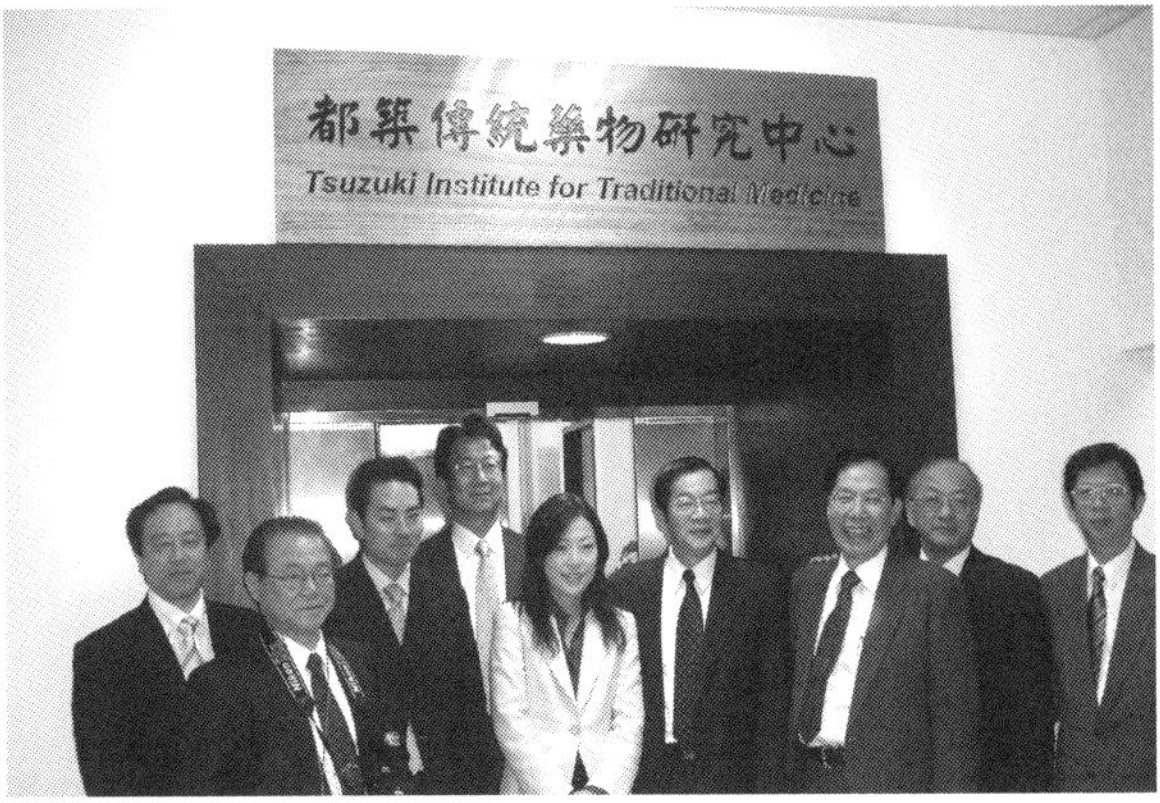

台湾・都築伝統薬物研究センター開設記念式（2007）

期留学に関する政府の助成金を獲得したことを機に、台湾から日本への短期受け入れが一気に進んだ。さいたまキャンパス内に宿泊施設があったことも好都合だった。

日本人の多くは、台湾に対してもともと良いイメージがあり、若年層にマンゴーかき氷やタピオカミルクティーなどが人気を博したことも影響して、本学学生が台湾に関心を抱くまで、さほど時間はかからなかった。

中国医薬大学に続いて、台北医学大学、陽明大学、亜洲大学、中山大学、嘉南薬理大学、慈済大学と学術交流協定を締結した。

それぞれの大学から、毎年短期留学生が来日し、コロナ禍でもオンラインを活用した学生交流が行われている。紙ベースだけの、中身を伴わない協定はほとんどない。

日本薬科大学の伝統医学を中心とした国際交流は、台湾に端を発して、中国、韓国、マレーシア、モンゴル、タイ、インドネシア、フィリピン、ベトナム、オーストラリアにまで広がっている。今後も、学生たちが文化や伝統の違いを感じ、自信を持って社会に出てもらうことを切に願っている。

シンシナティでヘイズ博士と会食した折に、大学におけるリーダーの役割についてアドバイスをもらった。

「大学のすべてを知って、ビジョンを示すことだな。ただし、リーダーが、自らビジョンをつくって、一方的に説明するのはスマートではない。浸透しないだろう。第一に顧客（在学生、卒業生、教職員等）の声を聴くこと。そして、その声がビジョンにつながっていることを感じてもらうことだ。伝えるビジョンの内容が、リーダーが考えたものと、仮に同じになったとしても、浸透する成果はまったく違うものになるはずだ。大学でマーケティングの重要性に気がついている人は少ない。自身を知り、気づくだけで、つぶれるか生き残るかも変わる。はじまりはごく小さなことだよ」

第6章

「リカレント教育」で薬学ファンを増やす

――社会人にも大きなニーズがある！

「漢方アロマコース」が「職業実践力育成プログラム」として認定

薬剤師の生涯学習講座は、全国の薬学部・薬科大学で定番になっている。卒業生の卒後教育、地域の薬剤師を対象として、定期的に研修会を企画、開催している。日本薬剤師研修センターの受講シール（単位のシール）を取得するのも、大きな動機づけになっている。それ以外にも、薬剤師を対象としたさまざまな認定薬剤師制度があり、現場の薬剤師に広く認知されている。

一方私は以前から、一般の方の、趣味や教養として漢方をはじめとした代替医療を学ぶ意欲が高いという手応えを感じていた。社会人のための学び直し教育、つまり「リカレント教育」である。

丁学長の漢方講座には、地域や固定客がたくさんが駆けつけるのが常である。ただし、冷え性やアトピーなど個人的な体質相談が多く、十分な質疑応答の時間はとれていなかった。一般の方には少し敷居が高い漢方を、しっかり学びたいというニーズがあることも把握できていた。

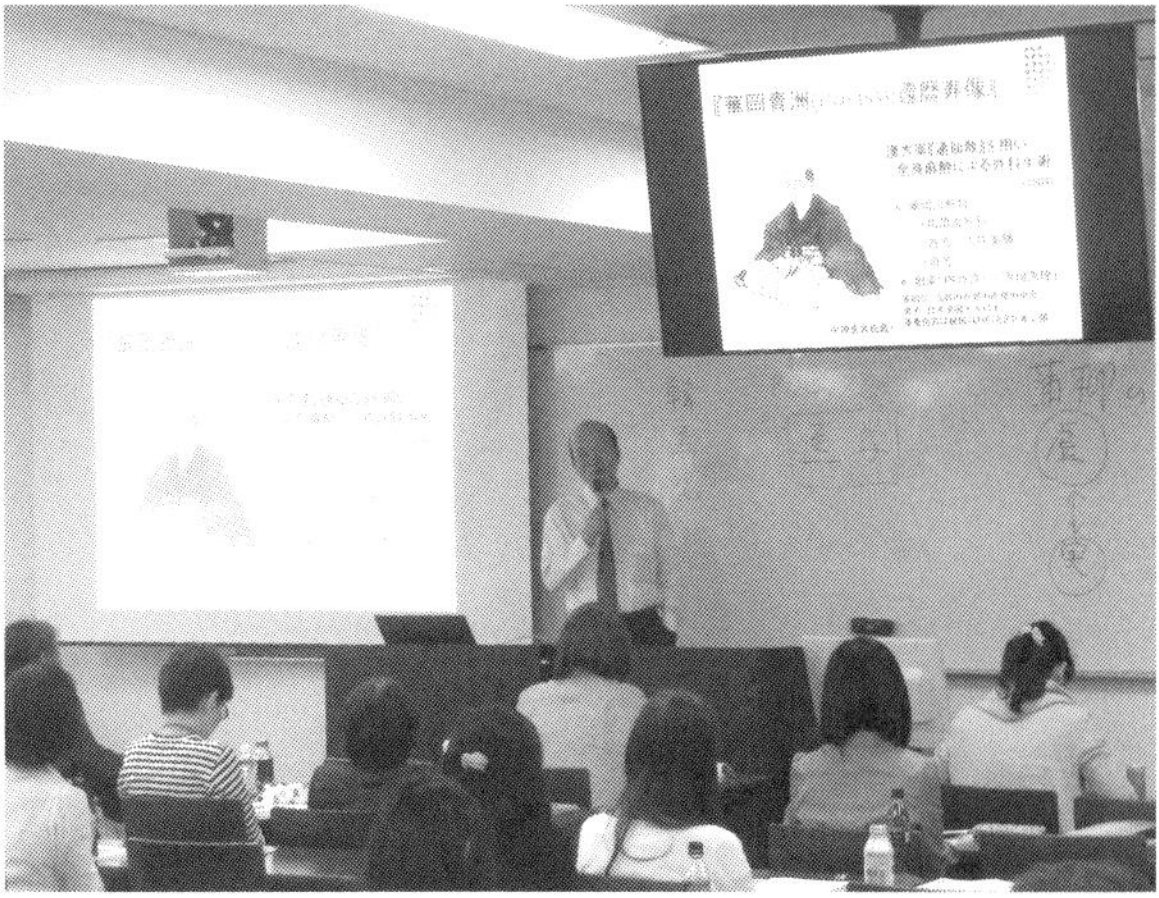

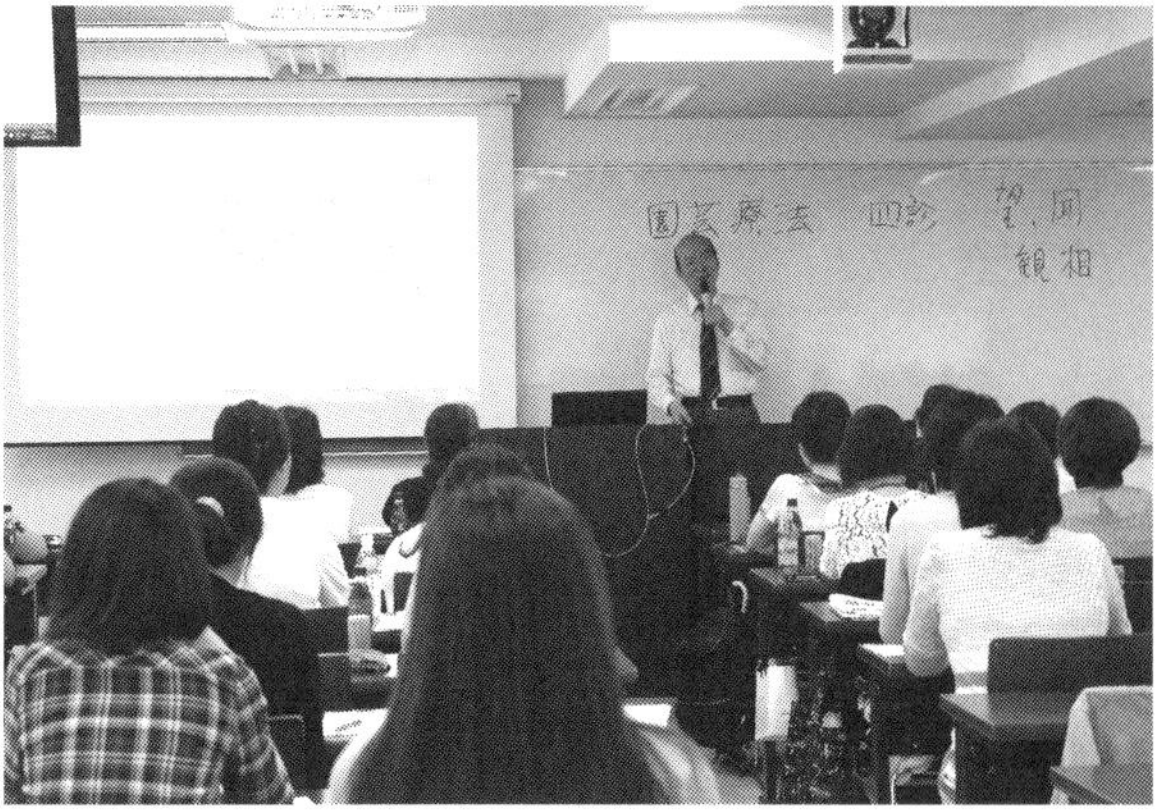

丁学長の漢方講座（2016）

そんな時に、教育再生実行会議「学び続ける社会、全員参加型社会、地方創生を実現する教育の在り方について（第六次提言）」（平成27年3月）を受け、文部科学大臣が認定する制度「職業実践力育成プログラム（Brush up program for professional：BP」が開始された。大学等におけるプログラムの受講を通じて、社会人の職業に必要な能力の向上を図る機会の拡大を目的としたものである。

日本薬科大学は、日本で初めて、漢方を体系的に学べる漢方薬学科（現在は漢方薬学コース）を開設した経緯があり、丁学長をはじめ、著名な講師陣が多数在籍していることから、早々にプログラムへの申請を決めた。その結果、2015年12月に「漢方アロマコース」が、薬科大学および薬学部としては初めて「職業実践力育成プログラム（BP）」として認定された。漢方だけでなく、鍼灸、ヨガ、アロマテラピー、サプリメント等についても業界の専門家から学べるのが特徴となっている。

2016年度から、第1期生の募集を開始したところ、定員50人に対して多数の応募者があり、医療関係者だけでなく、趣味や教養として漢方を学びたい方も積極的に受講した。ツムラ漢方記念館、東京都薬用植物園、秩父の薬草・薬木探索ツアーなど、フィールドワークをふんだんに取り入れることにした。その後も、毎年、講師陣やプログラムの変更を加えていき、２０２０年度は第５期まで開講されている。

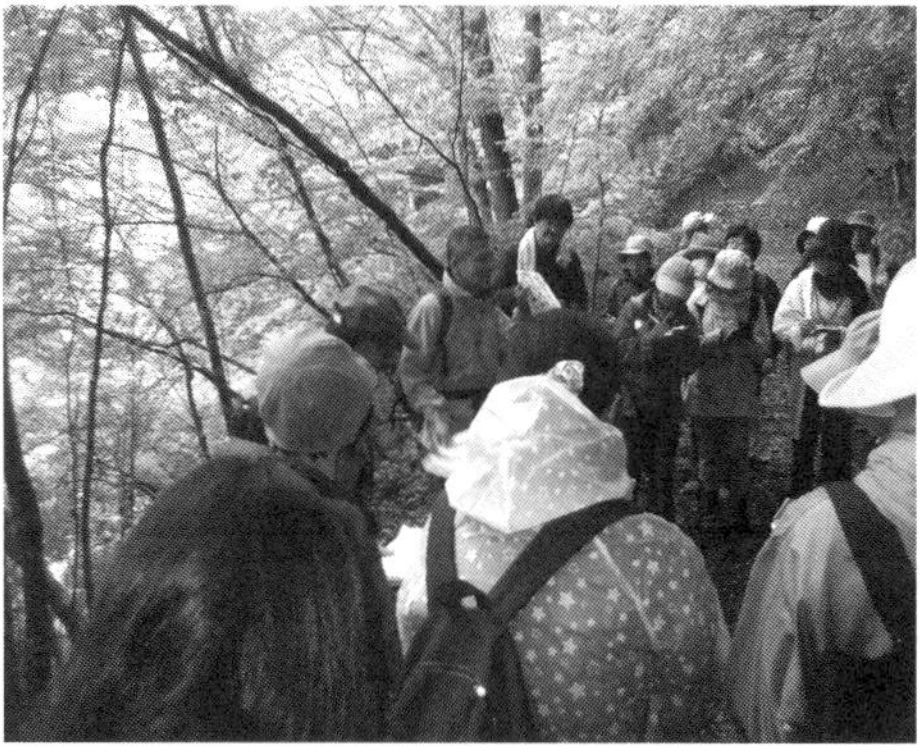

秩父薬草探索（2016）

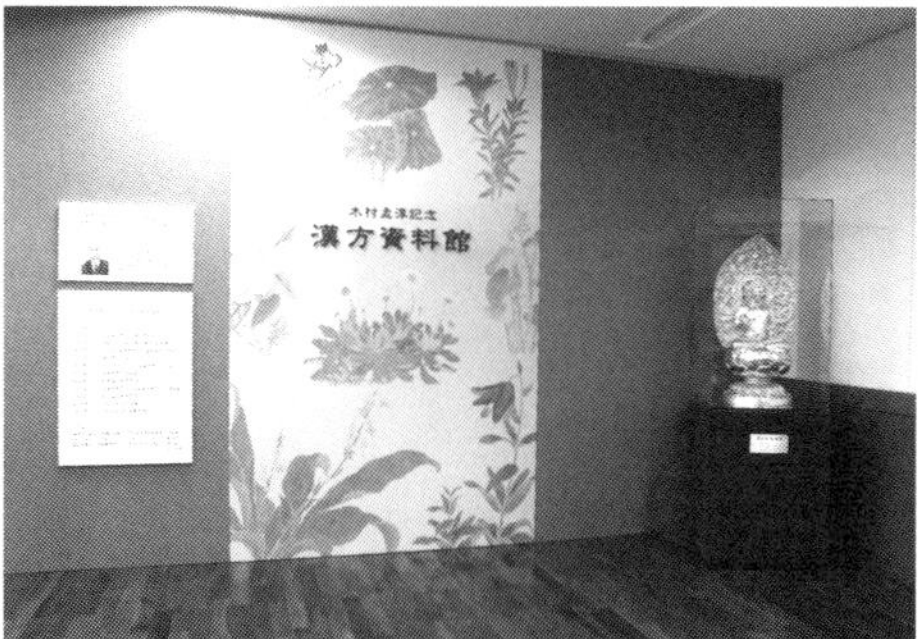

漢方資料館（2007年9月開館）

社会人講座受講者数が在籍学生数を超える日は近い?!

いくつか想定外の発見があった。まずは、受講生の年齢層が、想定していたより若かった点である。

当初は50～60代を想定していたが、30～40代の健康や美容に対して意識が高い女性が、コアな受講層となっている。やはり、健康と美容は大きな関心事のようだ。

受講後に感想を尋ねると、学びはもちろんのこと、「仲間や知り合いができた」ことが大きな満足度につながっている。

大学の卒業生と同様に、同窓会も開催されている。自身を振り返ってみれば、学生時代の最大の財産は「友人」であることからもわかるように、教育機関というのは、出会いや学びの「場」を提供していることに、あらためて気がついたのである。

2020年度からは、eラーニングコースを開講した。こちらも満足度は高い。受講料もさほど高くなく、大学のファン層を拡大させるのに、大きな役割を果たしている。

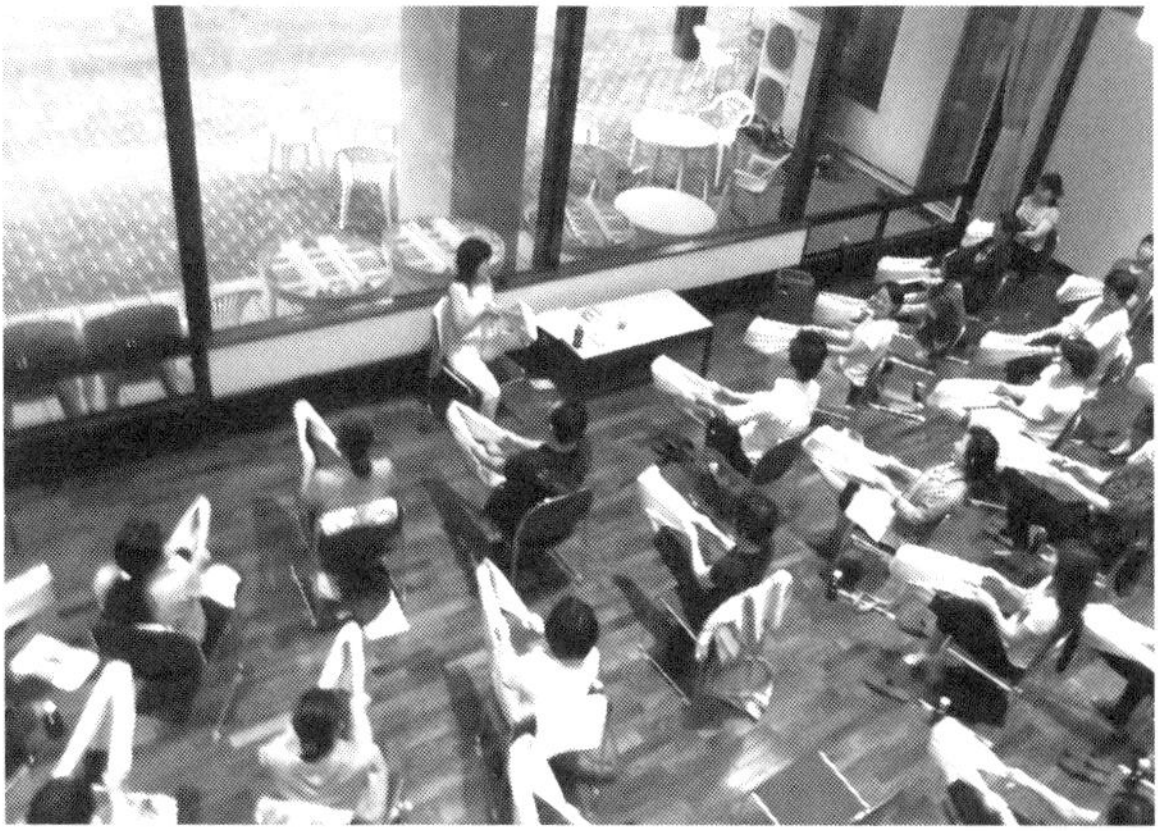

軽井沢ヨガ体験（2017）

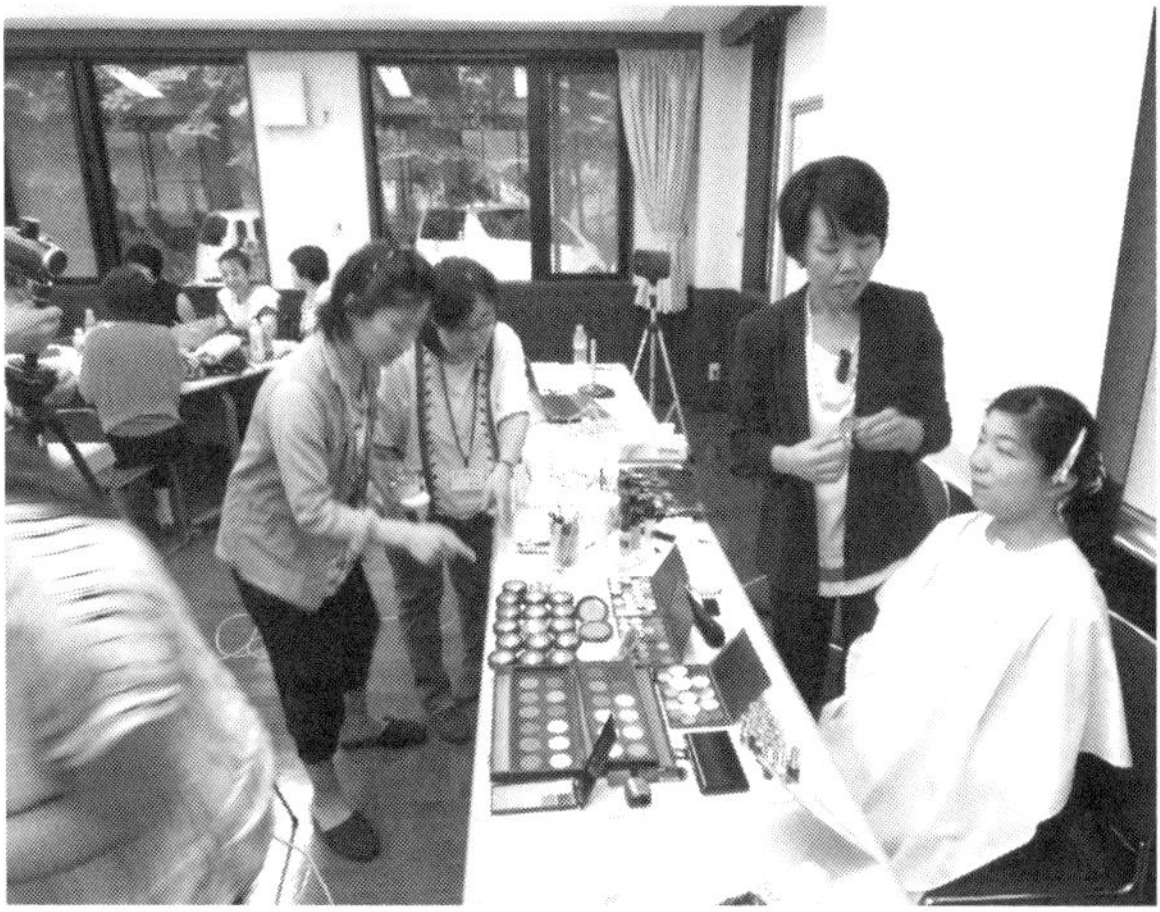

メイクセラピー（2017）

18歳人口はこれからも大幅な減少が見込まれているが、健康寿命の延伸という社会的な課題もあり、これからもニーズは高まっていくことは間違いない。ひょっとしたら、こうした社会人を対象とした講座受講者数が、大学の在籍学生数を超える日が近いのではないかと感じる昨今である。

こうした潜在力が期待されるのは、人生100年時代の到来に向けて、私たち薬学関係者が、薬や健康という高齢化社会においてきわめて価値が高い、人的・物的資源を有していることに他ならないのである。

第7章

コロナ禍でいち早く始めた全学オンライン授業

――スピード感をもって。学生とともに

日本で最初に全学オンライン授業を開始

新型コロナウイルスの感染拡大を受け、フランスのノーベル文学賞作家アルベール・カミュの代表作「ペスト」があらためて注目された。作品の中で、医師リウーは、ペストと闘う唯一の方法は、「l'honnêteté（正直さ、良識、誠実さ）」だと語っている。

日本薬科大学は、新型コロナウイルス感染症対策として、2020年4月6日から全学年を対象にMicrosoftの対話・ビデオ会議ツールTeamsを使ったオンライン授業を一斉に開始した。座学授業をすべてオンラインで行うことを決めたのである。

当時はWi-Fi環境が整備された教室が学内にほとんどなく、パソコンを持っていない学生も約半数程度いた。決して恵まれた環境とは言えなかったが、全国の大学の中でもいち早くオンライン化に取り組んだ。

まずは、3月5日に予定していた卒業式の中止を決めた。教職員の間に新学期はどうなるのかという不安が広がっていたので、全教職員が集まった同じ3月5日の朝礼で、「例年どおり授業を始めよう。失敗してもいいからオンライン授業に挑戦しよう」

とメッセージを伝えた。暗い雰囲気を吹き飛ばしたい思いからだったが、「やったことがない」「システムを整備する時間がない」「試験や実習はどうするんだ」という声が、保守的な教職員を中心に多く、その時は前向きな雰囲気はほとんどなかった。

大きなターニングポイントが訪れた。3月18日、東京大学が「オンラインに移行して、学事暦通りに授業を進める」と発表したのである。公式サイトには「今準備をせずに無策に授業をキャンセルし、このまま感染拡大が長引いたら、一体夏学期はどうなってしまうのか、そして大学はどうなってしまうのか?」と、関係者の熱いメッセージが掲載されていた。他にも、早期のオンライン化を表明する大学もあり、本学の方針に間違いはないという確信を持ったのである。

3月21日には「下宿先に引っ越したばかりの地方出身の入学生もいる。例年どおり教育を開始するのが、学生への最大の誠意だ」「先が見通せない中、いったん先延ばしすると、次も先延ばししか選択肢がなくなる」とあらためて教職員に伝えた。リウーの言う「l'honnêteté」を胸に、強い気持ちで立ち向かう覚悟を決めた。正式に決定したのは3月23日。社会情勢はますます悪くなっており、異論はまったく出なかった。

私たちにはたくさん失敗する責務がある

3月18日、教職員に対してTeamsの利用説明会を開催した。学生には受講方法などを4月3〜4日、学内とオンラインで、Teamsのインストール方法から説明した。

本学はWi-Fi環境が整っている教室が学内に2つしかなく、学内でテスト配信をしたところ、アクセスが集中してほとんどつながらない。

そこで、学生の自宅等で再度テスト配信を行うと、ほぼ問題なくつながった。本学のICT教育環境は驚くほど貧弱であった。そんな環境でも、できることをやるしかなかったのだ。

さらに、本学にはシステムエンジニア系の職員がいないため、ITに詳しい教員有志が、試行錯誤しながらオンライン授業の実施環境を整えた。

テスト配信では「見えない」「聞こえない」などのトラブルが発生したが、基本的には些細な内容であり、アプリやセキュリティの設定変更などで、おおむねトラブルは解決した。

想定外だったのは、端末の問題である。

学生は、基本的にパソコンで授業を受けるのだろうと想定していたが、スマートフォンで授業を受ける学生が、多数を占めることがわかった。パソコンにこだわる必要がないという前提に立った瞬間に、目の前がパッと開けた。

授業開始当初は、板書やスライドの文字サイズ調整などにも苦労した。通信環境の心配もあったが、保護者が学習環境を考慮して、パケット上限を引き上げてくれたり、Wi-Fiを整備してくれたりして、さほど大きな問題にはならなかった。自宅にオンライン授業の通信環境がない学生のために、一部の教室も開放したが、開始当初から徐々に数も減り、現在はほとんどいなくなっている。

授業の方法は、リアルタイム配信にするか、事前録画にするかを教員が自由に選択できるようにした。

その結果、専任教員は、当初は9割程度がリアルタイムを選び、4月半ば以降はほぼ100%リアルタイム配信で授業が行われている。学生の反応が見えないまま授業をするのは難しいということだろう。後期から、非常勤講師にも協力してもらい、実習等を除き、まさに全学的なオンラインライブ形式で授業が行われている。

授業開始当初は、なにかトラブルが発生した時に助けてもらおうと学校で配信する教員もいたが、今は自宅からの配信が増えている。

完璧な授業は目指さないことを意識した。

オンライン授業を始めるのに際して、「日本で最初に全学オンライン授業をするのだから、私たちにはたくさん失敗する責務がある」と話した。今なら学生も許してくれるだろうと。実際に、学生たちも全面的に協力してくれた。かえって、教員よりも適応は早かったかもしれない。

そして、まずは挑戦してみて、失敗をいっぱい集めようということで、失敗例と解決策をTeams上でシェアする仕組みをつくった。

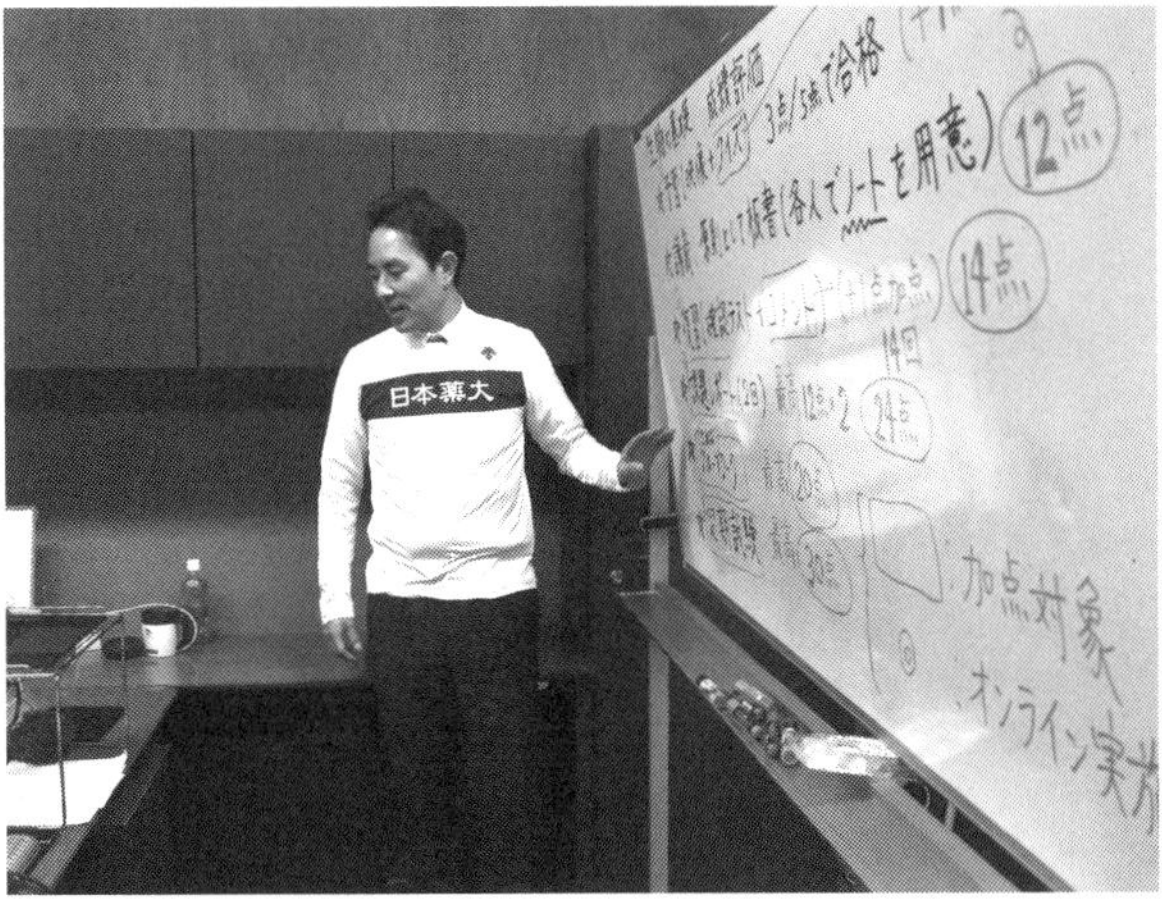

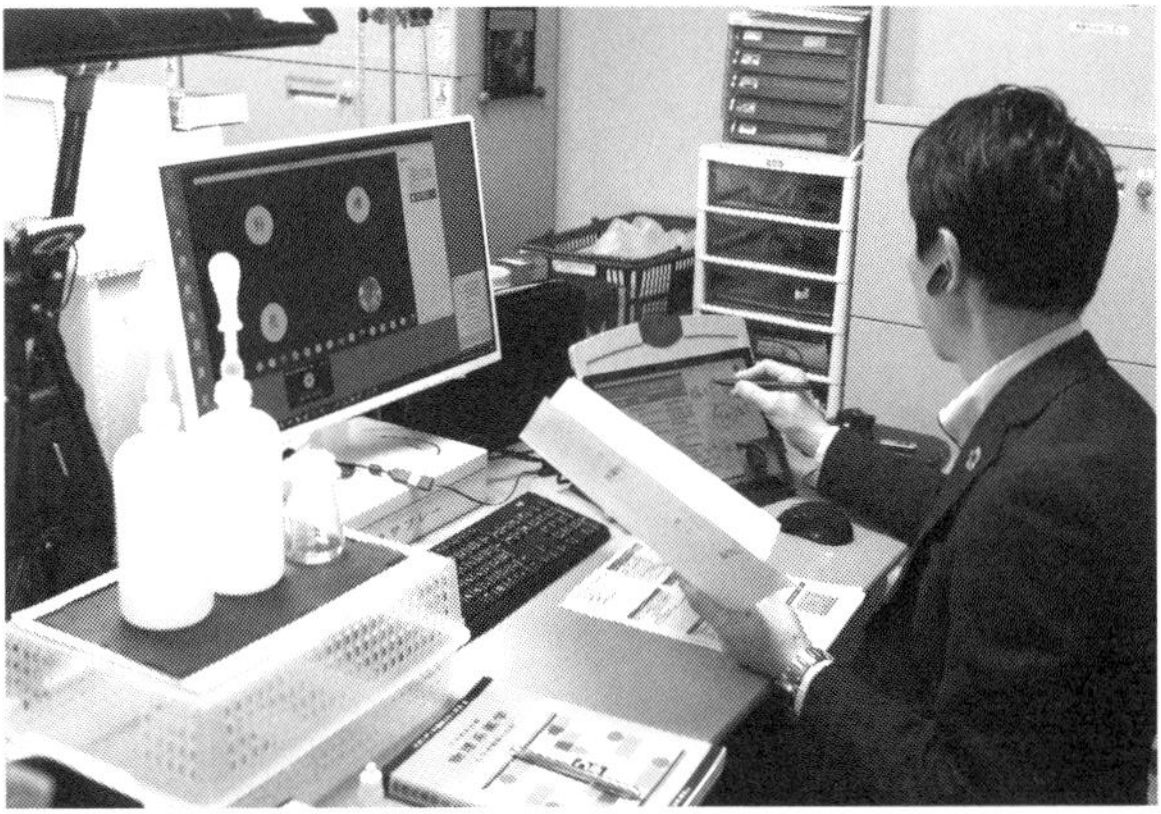

オンライン授業（2020）

オンライン化で教員同士の絆が深まる

私も授業を担当しているが、実際にやってみて感じたのは、「想定外のトラブルが多い」ということだ。

音や映像が途切れたり、双方に通信障害が起きるのは当たり前、何事もなく終わることのほうが少ない。平常どおり進まないことを覚悟して、教員も学生も「大らかになる」ことが肝要だと感じる。真面目な教員ほど、完璧な授業をしなければと考え、気苦労や疲労感が大きいのではないか。

私も含めて、教員は「学生に知識を教えること」に捉われがちだが、オンライン授業になると、デジタルネイティブの学生から教わることがたくさんあると実感している。

4月の私の授業では、ホワイトボードの表裏にびっしり板書して授業を始めたが、何人かから、「板書がぼやけて見えない」とチャットが届いた。原因がわからなくて困っていると、問題なく見えている学生が、ただちに画面のスクリーンショットを撮影して、こちらが気づかないうちにTeamsで共有していた。学生の対応力に驚くとともに、「失敗だけど成功だな」と感じたのだ。教えてもらっているのはこちらのほうだ。

新たな気づきもたくさんあった。

授業に関することに限らず、さまざまな質問が頻繁に来るようになった。今の学生にとっては、オンラインのほうがコミュニケーションを取りやすいのは間違いない。

さらには、教員同士の授業参観も活発になった。オンライン授業になると教員側、学生側でトラブルが頻繁に発生するので、明日はわが身、互いに授業を参観して、自然と助け合うようになったのだ。

大学の教員は、自分の授業をほかの教員が参観するのを嫌がる傾向にあるが、こうした助け合いにより、教員間のコミュニケーションが格段に良くなった。教職員の情報交換も、電話や電子メールではなく、Teamsのチャット機能が主流になりつつある。

最大の成果は、ペーパーレス化が進んだことだ。「学力向上には、教科書だけでなく、補助プリントが大切だ」と信じ込んでいた、かつての紙様信者の自分はもういない。必要があれば、学生が勝手に印刷することを痛感し、洗脳から解放されたのである。

情報をオープンに開示したことで得られたもの

開始後1週間は、毎日のようにマスコミの取材を受けた。その後も、雑誌や書籍の執筆、講演の依頼が続いている。ここまで社会的関心が高いとは思わなかった。

教育関係者からの感想や意見も聴きたいと考え、自身の失敗談をSNSに投稿した。

「デジタル時代到来」

「教育の仕組みそのものが変わる」

「大学授業がすごい勢いで進化を始めた」

等々、過分なコメントをいただき、最初に「全学オンライン授業」を開始した大学の責務として、これからも挑戦を続けたいという想いが強くなった。しかも、失敗談を披露するだけなので、気分的にも楽なのである。

教育関係者、特に、高等学校の先生から授業視聴オファーが絶えなかった。隠すことは何もないので、大学の Teams に入ってもらおうと考えた。ただし、ゲストの選別が難しいので、思い切って自分の授業映像をYouTubeに掲載した。

オーストラリアの先生からは、「こういうツールを使うともっと上手にできるよ」と連絡があった。世界各地の教育機関も同じ悩みを抱えており、これからの時代は、オープンで積極的な情報発信が大切だと感じた。

オンライン化したことで、学生と一緒に保護者が視聴しているケースもあるようだ。医療系の大学ということで、実習やスモール・グループ・ディスカッション（ＳＧＤ）、問題解決型学習（ＰＢＬ）など対面を前提とした教育が主体になっている。前例もほとんどない中で、オンラインでどうグループワークを行うか、教員全員で知恵を出しながら、新たなモデルをつくろうとしている。

オンライン形式で進めていると、自然と「予習」に重点を置いた反転型の授業になる傾向にある。これにより、学生の学習時間も目に見えて増えているのではないかと考えている。次年度からは、予習を前提とした授業を全学的に開始する予定だ。

そして、もうひとつの課題は、新入生のケア。友達もいない、部活やサークルもできないという中で授業を受けている。オンラインでも、平常時に近い形で学生同士が交流できるような機会をつくり出したい。

あらためて教育の原点に気づく

このほかにも、大学の食堂が閉鎖になったため、出勤している教職員のことを考え、近隣の飲食店への弁当注文を大学全体でオンライン化した。

連携協定を締結している自治体や商工会等からの紹介で、あらゆるジャンルのテイクアウト弁当を宅配してもらっている。外食産業は、コロナ禍で苦境が続いていることもあり、経営者の方に大変喜ばれている。

コロナ前には想像できなかった、新たな交流の輪が広がりつつある。

大切なのは、できること、できないことを決めて、できることをどこまでストレッチするか。とりわけ、学生の意見を聞くことが大切だと考えている。

コロナウイルスの感染拡大が深刻化するなか、準備段階、さらには実践する過程で、数々の失敗を経験した。

「失敗は成功のもと」と言われるが、すべて、やってみなければわからないことばかりだった。失敗するのが楽しくなる感覚というのは、これが初めてかもしれない。

手がける前は、オンライン授業というのは、パソコンで行うのが原則という先入観を持っていた。また、ZOOM、Teams等のアプリケーションの選択や使用法、Wi-Fiを含めた通信環境の整備など、表面上のことを過度に気にし過ぎていた。それぞれ、まったく重要でないとは言わないが、あくまで技術的な方法論に過ぎず、本質的な問題ではない。

オンライン授業を教える教員も「人間」、受講する学生も「人間」なのである。挑戦と失敗を通じて、教育の原点にあらためて気づかされた。

前述したとおり、Wi-Fiを含めた情報通信のハードは、残念ながらほとんど整備されていなかった。かえって、そうした環境こそが、教職員が前に進む原動力になっていたような気がする。

環境は、誰かから与えられるではなく、目の前にいる学生と向き合い、今、この瞬間に何かできるのかを、一緒に悩み、楽しむことから生まれるのだと、確信した。

私たちの新たな教育への挑戦は、まだ始まったばかりだ。できると思えばできる、できないと思えばできない。葛藤と苦悩の1カ月だった。

オンラインを活用した新たな取り組み

「オンラインだから」ではなく、「オンラインだからこそ」挑戦したというモチベーションが原動力になった取り組みを紹介したい。2020年夏学期に行った、今までとは違う挑戦である。

「ゴールデンウイークはおうちで過ごそう！」緊急事態宣言発令中につき、各地の行楽地は、例年の激しい混雑から一転し、異例の巣ごもり休暇を迎えた。コロナ禍により、学校だけでなく、一般企業においても、一気にリモートワークが広がっていった。

夏学期が始まって約3週間。Teamsにも慣れ、授業のオンライン化は軌道に乗ってきたものの、当面の課題は、定期試験と学生実習をどうやって実施するかであった。日々の感染者数が全国的に高い水準で推移し、まるで先行きが見通せない中、オンラインでも対面と同等、いや、より質の高い教育が実現できるはずだ！と考え、画面の向こうの学生たちに想いを馳せて、精いっぱい準備した。

「定期試験をどうするか？」「成績評価をどう変更するか？」

試験を全学オンライン実施にする可能性は、4月末に学内で共有していた。原則「レポートによる評価」とする選択肢もあったが、各教員が必要に応じて成績評価を見直し、修正したシラバス（授業計画）を5月末に学生に開示した。

定期試験が行われたのは、例年と同じ7月末である。

定期試験のオンライン化については、実質的に教科書やノートが持ち込み可になることから、「試験の公平性が担保できない」「（資格試験に向けて）学力の定着が不安」「やったことがないことはやりたくない」と、批判的な教員の意見も多かった。そうした葛藤の中で、どうやって不正行為を排除し、公平性、さらには学力の定着を担保するかというルールづくりを、樋口敏幸教務部長が中心となって検討した。

実施方法については、Microsoft Formsを活用する大まかな方針を示し、各教員の自主性に任せつつ、新たな方向へ舵を切った。

意外だったのは、学生からも「過去問が使えない」「問題が難しくなるのではないか」「試験時間中の通信障害が心配だ」といった定期試験のオンライン化に否定的な意見が多かったことだ。大学の方針をしっかりと伝え、学生たちにも協力を仰ぎ、些細なトラブルは生じたものの、おおむね問題なく実施することができた。

私が担当している「生物の基礎」（1年生）では、オンラインの特性を活かし、予習やグループワークの配点を高めることにより、日々の学習時間を増やし、その半面、定期試験の点数比率を大きく下げた。オンライン上のコメントシートを使って、学生と毎週やりとりをした。時間を気にせず、思いのほか活発に交流できた。

授業評価アンケートの満足度は4・2点（5点満点）、熱意は4・4点（同上）。「オンライン授業らしい授業を受けることができた」というコメントもあったが、「らしい」という実感や手ごたえは、もう少しやってみないとわからない。

あらためてわかったのは、授業とは「知識を詰め込む」場ではなく、教員と学生が真剣に向き合い「対話する」場であるということである。教員それぞれが工夫を凝らし、成績評価や日々の授業を見直す気づきにつながったのではないかと思う。

とはいえ、資格試験のことを考えると、やっぱり学習成果が気になるところだ。私の科目では得点が上がり、大学全体でも上昇していた（定期試験合格率の前年比較）。この結果が、真の学力向上につながっているどうかは、さらなる検証が必要だ。

実習のオンラインは考察時間を増やす

学生実習をオンラインで行う際の課題として、実物を触ることができない、手技が行えないということが挙げられる。本学は医療系大学であるため、調剤実習や化学実習等、既存の実習をそのままオンラインに置き換えることはできない。後期に先延ばししてはどうかという意見もあったが、対面で実施できるかは不透明で、後期のカリキュラムを圧迫するおそれもあることから、7月末の定期試験の終了直後に、6つの実習すべての期間を短縮し、オンラインの利点を活かして再構築した。

ポイントは、手技が行えないことを前向きに捉え、科学的思考力の醸成、簡単に言うと「考察」の時間を徹底して増やした点にある。その結果、学生がチャットを使って活発に議論するなど、活気に満ちた学生実習が実現した。終了後には、「顔を合わせているより議論できた」「試薬や機器に触りたくなった」という学生コメントも多かった。将来的には、対面でのリアルな「体験」、時空の制約のないオンラインの「考察」を組み合わせることで、画期的なハイブリッド実習が実現できると感じている。

コロナ禍でも産学官連携の歩みを止めない

日本薬科大学は、「漢方」や「健康」に強みを持っており、大学のブランド化、学生のコミュニケーション能力の向上を目指して、産学官連携および国際交流を積極的に行っている。コロナ禍において、これらの活動を止めることは、在学生の意欲を損ね、学生募集への影響も懸念されることから、「学びを止めない」取り組みを関係者で模索している。

4月16日の全国を対象とした緊急事態宣言の前後から、飲食店やサービス業を中心に、経済活動は重篤な影響を受け、産業界も明るい話題を探していた。そのため、企業との連携はスムーズに進んだ。

このうち、麺屋武蔵との「医療従事者応援冷やし麺」、フジパン、ガールズケイリン（女子競輪）とのコラボ「スナックサンド」は、Teamsを活用したオンライン会議を通じて、商品開発のための試食会が催された。学生たちもキャンパスへの登校が制限され、課外活動も十分にできない境遇だったことから、喜んで協力してくれた。両企画とも、

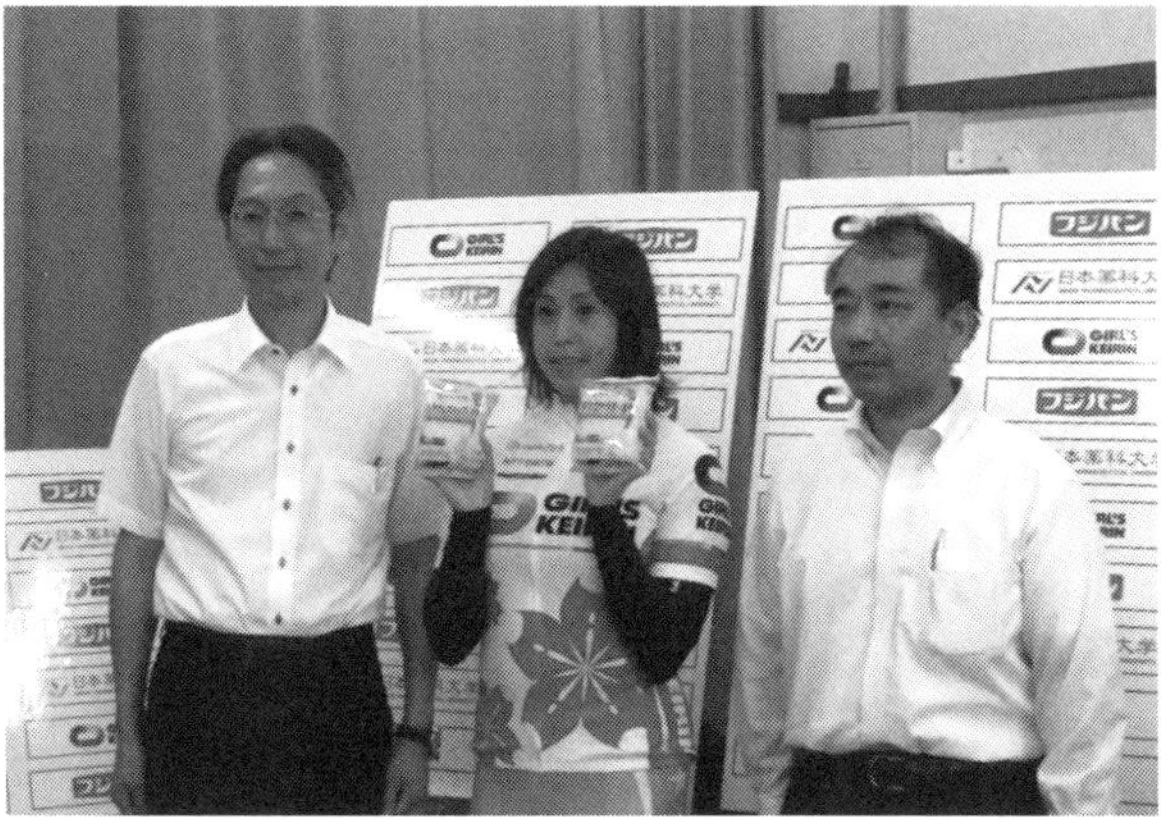

フジパンコラボ商品発売（2020）

マスメディアに多く掲載され、学生たちにとっても思い出に残るイベントとなった。

麺屋武蔵の矢都木二郎社長は、さいたまキャンパスが立地する、伊奈町の出身。広報に対する考え方やスピード感が近く、管理栄養士の棚橋伸子先生の力も借りながら、計5弾の「薬膳ラーメン」シリーズを共同開発した。回を重ねるごとに、漢方研究部（部活動）の学生の感性も研ぎ澄まされていっているようだ。

「医療従事者応援冷やし麺」を商品化した際に、アパホテル横浜ベイタワーまで持っていったことが、アパホテルの元谷拓専務とのつながりに発展した。元谷専務は、人と人をつなぐことにかけては天賦の才能があり、さらなる産学連携のきっかけをたくさんいただいている。

コロナ禍で、まったく予期していなかった、プロバスケットボールチーム、さいたまブロンコスとの交流が開始された。

ブロンコスは、１９８２年にマツダオート東京バスケットボール部として結成。２００２―２００３年度には日本リーグを連覇。その後、実業団ｂｊリーグで活動してきた老舗チームである。リーグ発足時に参加した「オリジナル６」として知られる名門だが、ここ数年は、成績不振と経営悪化から存続が危ぶまれていた。

チーム再生を目指して、ブロンコスの新オーナーとして手を挙げたのは、一般社団法人さいたまスポーツコミッションの池田純代表（元 横浜DeNAベイスターズ代表取締役社長）である。３月のオーナー就任直後から新たな拠点となったさいたま市近郊で、練習ができる場所を探すことが、喫緊の課題となっていた。

埼玉は、サッカーのイメージの強い土地柄だが、実はミニバスケットボールの競技人口が日本一とのことである。

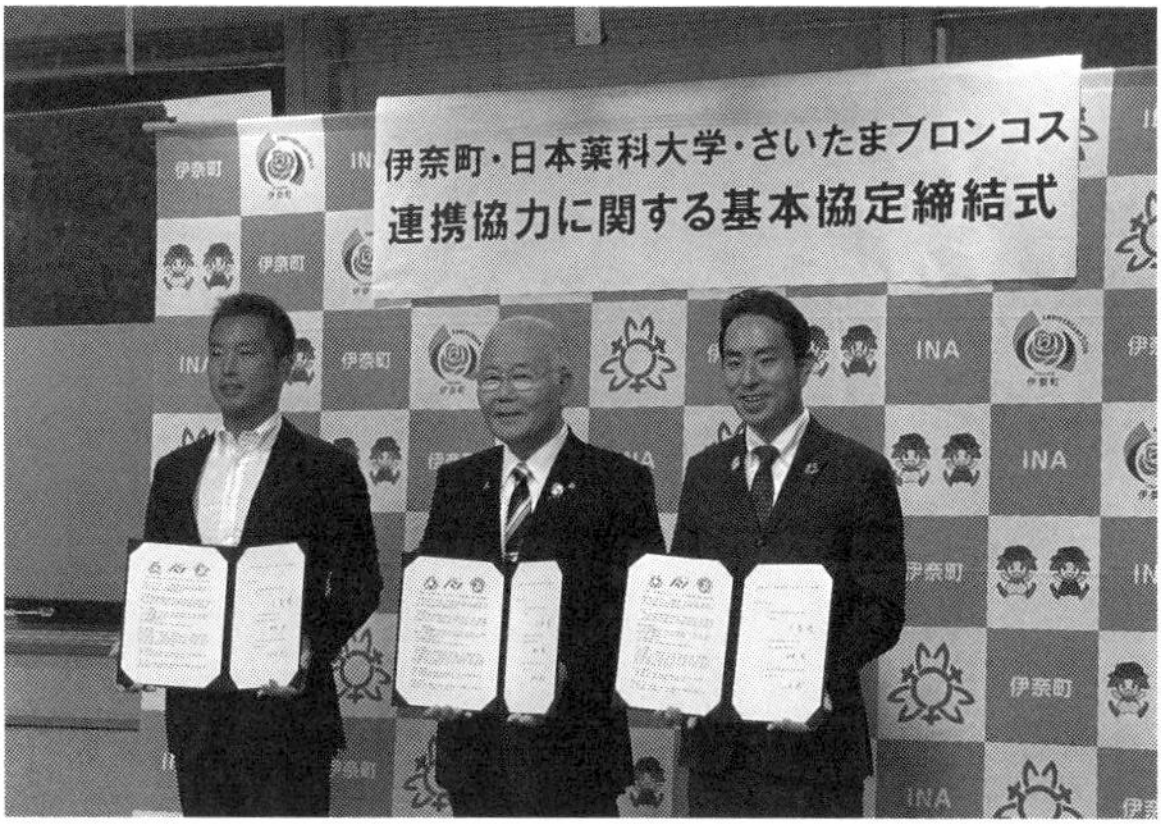
伊奈町・日本薬科大学・さいたまブロンコス
連携協力に関する基本協定締結式

伊奈町・日本薬科大学・ブロンコスの三者協定（2020）

２０２０年6月、埼玉新聞社 小川秀樹会長の仲介により、池田代表、北川裕崇バイスチェアマンから、本学体育館を練習場として使用させてもらえないかとの依頼を受けた。

4月から、原則として学生を登校させずに、オンライン授業を続けていて、在学生にも使用を許していない体育館を、プロチームの練習環境にすることには葛藤もあった。

実際に、利用を許可した直後に、数名の学生や保護者から「なぜ学生が使えなくて、外部の人が」という問い合わせを受けた。

スポーツ振興を通じて、伊奈町の活性化

を目指す「地域貢献」の考えを伝えたところ、誰もが理解を示してくれた。4年制学科「スポーツ薬学コース」との親和性も高く、大学の教育研究活動との相乗効果も期待される。

2020年7月、新生ブロンコスの初練習が、本学の体育館で行われた。9月には、地域住民を対象に、大人のバスケットボールサロン体験会を開催して好評を博した。同日には、在校生との交流試合も開催した。体を動かすことに飢えていた学生たちも大喜びだった。こうした活動や想いは、お祭り好きな伊奈町の大島清町長にも伝わり、11月には、伊奈町、日本薬科大学、ブロンコスの三者連携が実現した。

年間約25億円の赤字を抱えていた横浜DeNAベイスターズを、わずか5年で黒字に導いた池田代表に教わることは多い。いかに、地元からファンを固めていくかという視点は、大学の地域連携や学生募集となんら変わるところがないのだ。

2021年2月にはホームゲームとなる公式戦が体育館で開催。まさか、プロバスケットボールの試合を、大学内で開催することになろうとは、思ってもみなかった。

ここ伊奈町から羽ばたいて、近い将来、日本のプロバスケットボール界を牽引するチームに育っていってほしいと切に願っている。

前述のリカレント教育もオンライン化した。

オンラインが当たり前になりつつある環境を踏まえ、自己研鑽の意欲は高まり、リカレント教育の機会は、むしろ広がるのではないかと感じたからだ。これまでの履修生が、SNSで拡散してくれることも少なくない。大学の卒業生と変わらない、中にはそれ以上の愛校心を持っていただけているのを見ると、大学というのは、18歳前後の若者だけのものではないことを再認識する。

自治体主催の市民講座、漢方アロマコース（文部科学大臣認定 職業実践力育成プログラム）のeラーニングコースも早い段階から開講に向けて着手した。

意外にも、シルバー世代といわれる年齢層でも、オンラインを使いこなし、参加される方が想定以上に多く、新たな需要があることを再認識した。ただし、若者との交流を求めて対面受講を希望する方も多く、オンラインと対面のバランスが求められる。

教育の慣習や仕組みを変えるのは今しかない

ここ数年、送り出し（在学生の海外留学）も受け入れ（留学生の日本留学）も件数が急増していた。しかし残念ながら、コロナ禍の影響で2020年2〜3月に予定していたプログラムがすべてキャンセルとなり、渡航できなかった学生の失望ぶりを見て、行き場のない感情だけが残った。

そんな中、台湾の亜洲大学（7月6日〜8月31日）、台北医学大学（8月10日〜17日）のオンライン留学プログラムが開催された。

亜洲大学からは、AI（人工知能）、ウェブデザイン、フィンテック（金融工学）、台湾の地域ケアなど、幅広いプログラムが提供された。台北医学大学は、臨床薬学、創薬研究、伝統中医学など、薬学に特化した内容になっていた。

両方とも、英語（一部、中国語）によるプログラムで、それぞれ51人、7人の参加申し込みがあった。

ずっと自宅や下宿先にこもっている学生たちは、外へ出る機会や刺激を求めており、また、早期に前期授業が終わったことで、比較的時間が空いていたことも大きかった。

「気軽に体験できたので良かった」

「受講して、台湾の魅力を知ることができた」

「コロナが収束したら現地に行きたい」

と、参加した学生の評判も上々だった。

台湾では、Teamsが全土で推奨されている。学生がオンラインに慣れていたことも、参加者の多さにつながったのではないかと受け止めている。英語での体験レポートを必須にして、単位として読み替えるなど、新たな仕組みも採用した。

他方、8月24日～27日にかけて、本学独自の留学受け入れプログラムを開催したところ、なんと過去最多の64人（フィリピン38人、台湾16人、韓国2人、タイ2人、ベトナム1人）の申し込みがあった。学生主導型のプログラムにして、学生たちも、部・サークルの活動を生き生きと紹介した。

また、龍角散の藤井隆太社長へのトップインタビュー、調剤ロボットが有名な湯山製作所、漢方ミュージアムを有する薬日本堂等を訪問する機会を得た。協力企業にも、本学の取り組みに関心を示し、好意的に対応していただいた。

前述のとおり、夏期オンラインプログラムには過去最多の64人の申し込みがあった。それでも、日程的に参加できなかった国や大学もあったことから、同じ内容を冬期プログラムとして募集したところ、なんと7カ国、15大学から、約1300人が申し込んできたのだ。

各国の新型コロナウイルスへの対応を、相互に学ぶことができたのも貴重な経験になった。

互いに自宅にいて、危険な地域に行くこともなく、ビザや渡航費用もいらない。国境を越えて、他国の学生とともに学べる可能性をつかんだのだ。

コロナウイルス感染拡大の影響が長期化するのであれば、オンライン留学がメインで、リアルな留学体験がサブとなることを想定しなければならないかもしれないと感じている。

薬科大学初、悲願の箱根駅伝出場を目指して

薬科大学として初めての箱根駅伝本大会出場を目指して、8年前に陸上競技部を創部した。グループ校の第一工業大学が、全国区の駅伝強豪校ということもあり、さまざまな協力や支援をいただきながら創部に至ったのである。

伊奈町のさいたまキャンパス内には、自然環境を活かしたクロスカントリーコースも整備した。弱小新興チームが箱根駅伝出場を達成する、三浦しをん作『風が強く吹いている』に憧れた。

安田亘監督（当時、元ヤクルト本社陸上競技部総監督）は、創部5年で本大会出場を目指すという決意で、何もない状況から選手獲得、チーム強化に当たった。

創部4年目の2017年には、桜庭宏暢君（当時3年生）が、学生連合チームとして箱根路に最初の一歩を刻んだ。復路6区を走ることになったため、私も、極寒の芦ノ湖畔に5時半から並んで場所取りをした。中継所でタスキをつないでくれてホッとしたとともに、チームとして出場したいという想いを強くした。手足は寒さで、感動

に心もしびれた。

創部5年以内に本大会に出場する、という目標は達成できなかった。その間に、悲願達成は、徐々にではあったが目の前に近づきつつあった。しかしながら、箱根駅伝の宣伝効果はケタ違いである。日本薬科大学と同様に、新たに陸上部を創部するライバル校が増えたことが影響した。スポーツの世界は結果がすべてなのである。

安田監督の後任を探すのは、ひと苦労だった。選手や保護者からも動揺が感じられ、一部から反発の声も上がった。打開策が見つからず、しばらく眠れない日々が続いた。

そんな時に、たまたま顔を出した、駐日モンゴル大使館主催のイベントで、日本体育大学の松浪健四郎理事長にお会いした。

「日本薬科大学は、箱根駅伝出場に向けて、強くなっているじゃないか」

連載されている新聞の記事にそのことを書かれたとのことで、実際にその場で見せていただいた。この時の会話に端を発して、直々にご紹介いただいたのが、中田盛之監督（日本体育大学ＯＢ、元関東学院大学陸上競技部監督）である。

中田監督とは、就任直後に一緒にケニアを訪問した。ケニア人留学生は、これまで

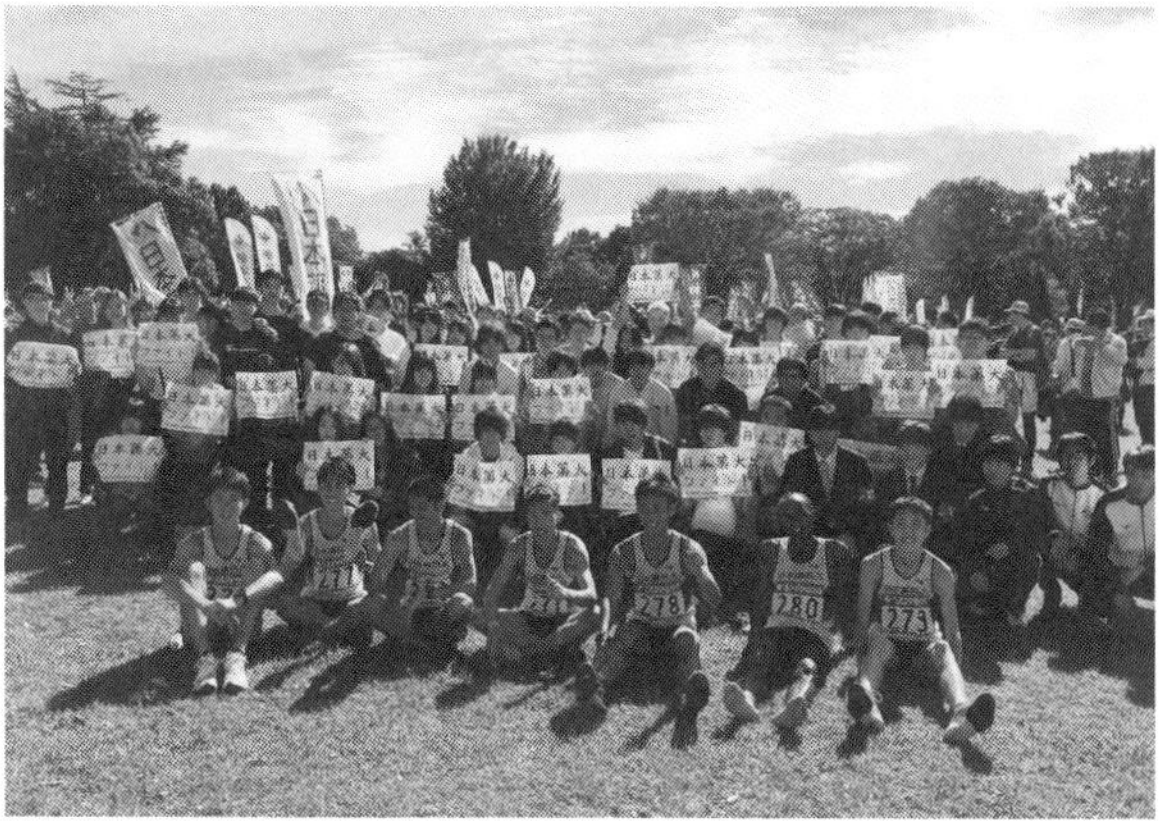

箱根駅伝予選会（2019）

2名入学しているが、サイモン・カリウキ君（2019年卒業）は、2017年、関東インカレ・ハーフマラソンと一万メートルの二冠を制した。ノア・キプリモ君は2020年の箱根駅伝予選会で全体の3位に入賞した。世界レベルの選手と練習することにより、日本人の部員も大きな刺激を受けているのである。一方で、箱根駅伝を巡る争いは、大学の威信をかけて、年を追うごとに激化している。日本薬科大学を含めた新興大学、伝統校も入り乱れて、まさに群雄割拠の様相である。

ここ数年は、選手獲得に際して、プロ野球のような熾烈なスカウト合戦も当たり前。大学のネームバリュー、設備や奨学金の整備も、重要な要素となっている。シューズ、スポーツ栄養学、トレーニング技術等も飛躍的に進化を遂げており、選手と指導者の関わり方も変わりつつある。しかしながら、さまざまな情報があふれる一方で、選手たちのメンタル面は、さほど変わっていないように感じる。

同じように練習し、タスキをつないで走るのだが、一人として同じ人間はいない。いつ、どこで競技と出会い、箱根を目指すのに至ったか。夢への想いだけは一緒だ。

実業団との違いは、大学スポーツには、学生の教育や人間形成という側面があることだ。華やかな実績を残した選手、思うように走れなかった選手。ドラマはそれぞれある。

一般の学生の教育指導にも相通じる。大学生活は、振り返るとあっという間、この区間での走りは、4年間、または6年間。大学院を含めても、さほど長い区間ではない。卒業後の区間こそが、人生の最長区間。学生一人一人が、その後の社会で活躍できるよう、在学中はもちろん、卒業後も、そっと背中を押す意識を持っていたい。

第8章

変わり続け、未来につながる薬科大学

―挑戦を積み重ね、タスキをつないで行こう!!

外から見えない「薬学の壁」を取り払う

日本の薬学は、明治から戦前まで、天然物化学、薬化学、薬品製造学、薬品分析学、衛生化学などを中心に発展してきた。結果として、医薬分業が完全に実施されなかったため、医学や医療と乖離した状況でアカデミックな研究が先行した経緯がある。その余香がかすかに残る時代、ビールの営業マンだった私は、薬学の世界に足を踏み入れた。折しも薬学6年制教育導入の前夜であった。

知識も経験も何ひとつなかったので、キャンパス外に積極的に出て、先人たちの言葉に耳を傾けた。地雷を踏んだ痛みや悔しさも、明日への活力に変えてきた。

さまざまな出会いを大切にし、温かい助言に救われたことは数知れない。学生たちに想いを伝え、未来へつないでいこうという意識は、これからも変わらない。

薬学出身でなかった私は、早や20年を越えた薬学生活の中で、一般の方には見えない「薬学の壁」に、しばしばぶち当たった。基礎系と臨床系、病院と薬局とドラッグストア、国公立大学と私立大学、6年制と4年制、教員と事務職員、西洋医学と東洋医学等々、挙げていけばきりがない。いずれも、薬学の黎明期である明治時代、戦前、戦後と続いてきた歴史の中で、時間をかけて構築された壁である。薬学に身を置く人には、はっきりと見えているはずだ。しかし、薬学以外の人には見えない。仮に、教えられて気づいたとしても、さほど大きな違いとは感じないだろう。

同じ業界や組織内で、隔てる壁の数が多いほど、スピードは落ち、相乗効果も働かない。私は、薬学教育が6年制に移行する直前に、基礎系教員の医療機関での研修を推奨した。6年制学科と4年制学科の間の人事異動も推進している。大学を、薬学を、未来に力強くつなげるONE TEAM（ワンチーム）にしたいからである。

しかし、壁が見えてしまう人の気持ちは、そう簡単には変わらない。頭ではわかっていても行動に移せない。業界内から岩盤を崩すのはなかなか難しいのだ。自分だけは違う、あいつと同じではない、そうした偏見や差別意識が、また新たな壁を産む。

私の大学管理者としての責務は、頑丈な岩盤ができる前に、壁にいち早く気づいて取り払うことだ。東洋医学でいう「未病を治す」アプローチと同じである。薬学出身でない私は、その壁が薬学以外の人に「見えない」ことを知っているのだから。

失敗したら、また挑戦すればいい

想定外の危機は、自身を変革するチャンスにもなる。

どうしようもない環境を目の当たりにすると、背中をぐっと押されて、いやが応にも一歩を踏み出せることがある。

本学がオンライン教育をいち早く始めたきっかけは、整備されていない、脆弱な環境に依るところが大きかった。このままでは、永遠に授業が開始できないのではないかとも考えたのである。

学生や保護者の理解、柔軟性を持った教職員の協力も大きかった。かえって、歴史や伝統、成功体験がある大学だったら、実行できなかったはずだ。

日本薬科大学が、他大学に負けないのは「走力」、つまり「スピード」しかない。野球に例えると、フォアボールでも、セーフティバントでもなんでもいい。塁に出たら、そのままホームベースに、全速力で駆け込めるかどうかが、生命線なのだ。

総合大学、特に学部が多いところは、学部間の目標設定が合致しないために、合意形成に時間を要することがしばしばである。

本学は、単科大学ということもあり、意思決定のための複雑な会議を必要としない。学内規定やルールも極力少なくするよう心がけている。

それでも、さまざまなことをやっていると、時代の流れを読み違えることも、思うようにいかないこともある。

勝負所で走るのは度胸がいる。

失敗したら、素早く反省して、また挑戦すればいいのだ。大きく張って失敗するのではなく、小さく転んでノウハウを積み重ね、軌道修正する意識である。これからも、想定外の事態はたくさん起こりうるのだ。

二度目の緊急事態宣言でまた新たな気づきが

2020年末から、首都圏を中心に、新型コロナウイルス新規感染者数が過去最多を記録し続けている。こうした状況に歯止めをかけ、減少傾向に転じさせることを目的として、2021年1月8日から二度目の緊急事態宣言が発令された。

今後の運営指針を示すべき大学管理者の一人として、教職員向けにメッセージをしたためていた折に、いくつか気がついたことがある。

新たな教育を開始することと、新型コロナウイルスの感染拡大とは、本質的には何の関係もないということである。たまたま社会情勢が激変して、あわててデジタル化を急いでいるだけの話なのである。

「ハイブリッド授業」という用語も、さまざまな使い方がなされていて、それぞれが、都合が良いように解釈しているケースが多い。

オンラインが苦手な教員は、「やっと元どおりの教育に戻れる」

新たな教育に舵を切りたい教員には、「さらにデジタル化を推進できる」

用語ひとつのとらえ方も、十人十色である。

こうした、誰にも耳あたりの良い、あいまいな用語を学内で使っていると、組織全体の一体感が生まれない。リアルでやるべきこと、やらないことを、より明確にしなければならないなと、強く感じている。

教育界に限らず、２０２０年の国内外のコロナ禍の社会動向を観察していると、環境変化に合わせて以前からやるべきだったことを、ただサボっていた、先延ばししていたという側面も否定できないのではないか、と考えるようになった。

フランス最大の知性ともよばれる歴史人口学者、エマニュエル・トッドは、「コロナ禍が、以前からみられていた傾向を根本から覆すことはない」と述べている。

従来から問題だと指摘されていたことが、感染拡大によって、顕在化したに過ぎないということである。まったく想像もつかなかったことが起こっているのではない。そうなるであろうと予想されていた事象が、目の前に現れるのが、より早くなっているということである。

文部科学大臣の諮問機関である中央教育審議会において、平成30年11月26日の第

119回総会において、「2040年に向けた高等教育のグランドデザイン（答申）」が取りまとめられている。

新型コロナウイルス感染拡大の影響が、まだ顕在化されていない時期に作成された答申である。

その中には、高等教育は「多様な価値観を持つ多様な人材が集まることにより新たな価値が創造される場」＝「多様な価値観が集まるキャンパス」になることが必要である、と書かれている。

すべて、近い将来に起こるであろうことが、データも含めてきめ細かく書かれている。

このうち、答申が取りまとめられて、さして時間が経過していないのにもかかわらず、コロナ禍により、早くも想定を超えてスピードが加速しているのが、少子化である。結婚しない人の増加や晩婚化に、新型コロナウイルスの感染拡大のため妊娠を控える傾向が重なり、2021年の年間出生数80万人を割り込む試算が出てきている。

現実になれば、公的推計より10年以上も少子化が前倒しになり、人口減に拍車がかかる。現役世代が高齢者を支える社会保障制度は一段の改革を迫られる。

ただし、少子化も高齢化も、以前から想定されていたことであり、トッドが言う「以前からみられていた傾向」に過ぎない。

だいぶ先の話だと考えずに、ただちに動けば、活路も見え、勝算も高くなる話である。

そうした意味では、私たちが今年初めて取り組んだ、オンライン留学プログラムや社会人教育のeラーニング化のように、デジタル技術を活用することは、こうした方向に合致する。日本の薬学のファン層を拡大し、将来の可能性を広げる意義は大きいと感じている。

繰り返しになるが、手段と目的を、履き違えてはいけない。デジタル技術を手段として活用することで、実現が難しかった「学習効果の高い教育」を実行し、「新たな薬学の魅力を開拓する」のが目的なのである。

デジタル化とDXはまったく違う

もうひとつ、ウイズコロナの一年間を振り返って、私自身が、決定的な間違いをしていることに気がついた。「デジタル化」と「DX（デジタルトランスフォーメーション）」は、まったく別モノだということである。

リアルで商売を行っている企業は、あくまでリアルがメイン、ネット販売はサブ、つまりは、副業であるという発想からなかなか抜け出せていない。教育や医療は、まさにそうした業態だ。ここに活路があるということである。

「DX」とは、顧客とデジタルで接点があるのが前提で、そこで得られたビッグデータを、たまにリアルな商売で活用にするという発想である。アマゾンや楽天の商売はまさにそれである。メインとサブが逆転しているのがポイントだ。

この1年間、日本薬科大学が、率先して取り組んできたことは「デジタル化」であって、「DX」とは言えない。オンライン留学プログラムや海外との連携が、最も効果を発揮しているというのは、いったいどういう意味なのか。未来の答えは、はっきり見えている。
２０１７年8月、大学経営戦略研究所の船戸先生率いる訪問団が、アメリカの高等教育の先進事例として、ミネルバ大学における研修に参加した。私はあいにく参加できなかったのだが、行けなかった分、帰国後の成果発表会は興味深く拝聴した。国内で出版されている著書や公式サイトの情報も読み漁った。

ミネルバ大学（Minerva Schools at KGI）は、学びの質を上げ、非効率な経営を徹底して排除し、２０１４年9月に設立された。開校初年度から、約２５００人の受験生が応募し、世界の大学関係者から注目されている。

豪華なキャンパスを整備するわけでもなく、オンライン授業を通じて、異文化や国内外の企業、行政、ＮＰＯ等と共同プロジェクトやインターンを実現している。知識そのものを解説する授業はなく、その知識をどのように実社会に応用するかを学ぶ。まさに、オンラインがメイン、リアルがサブである。ミネルバ大学は、テクノロジーをかつての教授法に合わせたのではなく、教員が理想的な教授法を実現するために、テクノロジーを開発したのである。

教育界のＤＸ推進を阻むものは何か。

それはオフラインビジネスで成功体験があり、新しい価値観を持てない教職員の意識である。もちろん、これまでの私もここに含まれる。

数年前、ミネルバ大学の運営コンセプトを教職員朝礼で披露したことがある。

「なぜ、通信教育の話題を持ち出してくるのか」と反発する教員がいた。

詳しく尋ねてみると、「通信教育は、不登校の生徒が受講する、レベルの低い教育だ。医療人を目指す薬学は崇高な学問であって、通信なんかでは教えられない」ということだった。数年前の話なので、そうした意識もかなり変容していると思われるが、まさに、リアルが優れているという発想から切り替えられないことの証左である。

最近では、クラーク記念国際高等学校、Ｎ・Ｓ高等学校など、通信制高校に通う生徒も急増している。グループ校の第一薬科大学付属高等学校の通信制課程も好評を博している。コロナ禍で当たり前になったオンライン教育、さらには、幅広く柔軟なカリキュラムを武器に、全国から生徒が集まっているのだ。社会が多様化し、「選択肢が多い」ことが、学校の強みにつながっている。最近では、薬学部に進学する生徒も少なくない。

ただし、何十年も、教室でチョークやパワーポイントを使って、知識を一方的に伝え続けてきた人間が、「発想を一新して、今日からデジタルでやります」というのは、正直難しいだろう。もうひとつ日本薬科大学をつくるつもりで、腹をくくり、着実に挑戦を重ねていくつもりだ。

新しい薬学教育をつくるパイオニアの意識、それと同時に、2006年に6年制に移行したことによって、結果的に失ってしまった伝統を拾い直す作業。両面をしっかり胸に刻んで取り込んでいきたいと考えている。

日本私立薬科大学協会がまとめた2020年度の私立薬科大学（薬学部）入学志願者調査の結果、入学志願者数は8万1141人と、前年度に比べて8050人少なく、8万人台前半にまで落ち込んでいる。なんと、6年連続の減少で、前年度から志願者の減少幅もさらに大きくなっている。

薬学関係者から、薬剤師の魅力がなくなったのではないか、薬学教育の6年制移行は果たして良かったのか、研究活動はこれからどうなるのだろう等々、先行きに対する不安や心配の声は多く寄せられる。

他の薬科大学・薬学部の管理職の方にお会いする機会は多いが、「自分はあと数年で引退だけど、都築先生は（先が長くて）大変だね」「薬学のこれからを頼むよ」といった言葉をいただくこともある。薬学の輝かしい歴史を紡いできた方々ばかりだ。私自身も、もう少し年齢を重ねるとそうした心境になるのかもしれないが、いつも複雑な気持ちになるのだ。

歴史のある大学は、卒業生も多く、人的・物的資源にも恵まれている。さしたる対策を講じなくても、今までどおりの意識で、しばらくはもつかもしれない。

日本薬科大学は、資源がないない尽くしであり、特に、高等学校との連携や医療機関との共同研究は十分とは言えない。

「地域自治体との連携、海外との交流が多い」と言うと、聞こえは良いが、単独では何もできないと言い換えてもいい。デジタル技術を活用して、海外留学プログラム、社会人向け教育、４年制学科を発展させていく作業も、まだ手がけたばかりだ。

生き残りをかけ、また、大学の差別化のために、やるべきことは山積みなのである。

アフターコロナへの課題

新型コロナウイルス感染症が収束したのち、学校の教育や運営をどう戻すのか、またはどこまで戻すのかという過程で、一つだけやらないと心に決めていることがある。「すべて元に戻す」という逆戻りの選択肢である。

「早く元に戻れば良い」と言われるが、果たして元の教育は本当に良かったのだろうか？

オンライン教育では得られない学びは当然ある。

オンラインで何ができて、反対に何ができないのか。

これまでの教育をオンラインに置き換えるのではなく、オンラインを「手段」と捉え、新たな教育をＤＸによって、再構築する意識を持ちたい。

ウイズコロナ、アフターコロナの時代を見据えて、まだ解決できていない課題はたくさんある。

いかに価値が高い教育を提供できるか。学びの「手段」を増やし、あらゆる困難を乗り切っていける学校こそが、本当に学生や社会に必要とされる学校なのではないかと感じている。

新型コロナウイルスのパンデミックは、生活や仕事の在り方を一変させた。教育界だけでなく、行政、医療など、多様な分野でのＤＸへの対応、そして課題が浮き彫りになった。

国は、こうした課題の解決を目指して、デジタル庁を創設し、社会全体のＤＸを強力に推し進める準備を始めている。

創薬の世界では、かつての化学合成の医薬品から、バイオ医薬品や再生医療など、新たな医薬品や医療が進展している。

薬剤師の主たる活躍の場である医療現場でも、ジェネリック医薬品の普及、オンライン診療の活用など、急速な変化がみられている。

その一方で、医薬品のすぐ隣にある、食事、栄養、運動を中心とした、ヘルスケア業界のニーズは、ますます拡大している。

これからさらに少子化が進行し、すべての薬科大学・薬学部が、過去の意識から脱却し、相当の努力を尽くさない限り、現状の規模や仕組みを維持するのは難しいだろう。

課題は山積しているが、解決の第一歩は、見えない壁をなくし、他者とつながること＝「連携」なのではないかと考える。

「産学官連携や国際交流は意味があるのか。薬剤師国家試験と何の関係があるのか」保守的な教員から疑問を持たれることがある。

少子高齢化がますます進行する中、生き残りをかけた就職先機関は、資格だけの人材は求めていないのである。

私はまだ道半ばだが、大学のリーダーたる者は、常にアンテナを張り巡らせ、必要に応じて外部の力を借り、大学一丸となって「新たな見方」ができる人材を養成する必要があるのではないだろうか。

おわりに

ＧＩＧＡスクールの進展に伴い、２０２１年度から小・中学校では教育のＩＣＴ化が飛躍的に進む。高等学校も、２０２２年度以降の新たな学習指導要領の導入に向けた準備を開始している。プログラミングを含む「情報Ⅰ」が共通必修科目になることも決まっている。

大学以上に、ソフト・ハード面で苦労するのは想像に難くないが、少なくとも、後戻りすることはないだろう。

そのすぐ先にある私たち大学は、学生たちのタスキをつないでいる立場だ。駅伝で例えると、高等学校までが一区だとすれば、私たちは二区を走っている状態なのだ。その先の進路である三区を見据え、教職員、保護者、学生自身とともに走り続ける感覚が大切だ。

社会が変化し、医療や薬学への期待も変わりつつある中、ずっと学内で伝え続けてきたメッセージがある。

「失敗してもいいじゃないか」

踏み出して、初めてわかることも多い。

一緒に挑戦の道を歩む、教職員、学生、保護者には感謝しかない。

薬学関係者が力を合わせて、将来のことを考え、新しい発想を持ちながら、教育、研究、社会貢献への挑戦を続けていくべきだ。自分たちの意識を未来に向けて変えていく、今は絶好のチャンスである。

過去の延長線上に「正解」はない。

学校とは？ 授業とは？ 薬学の未来は？

教育の在り方や学校の姿勢が問われている。

小・中学校、高等学校、大学ほか、教育関係者が力を合わせ、これまでの教育の慣習や仕組みを変えるのは今しかないのだ。

2021年2月

都築　稔

参考文献

木村康一、木島正夫（1968）『改稿版　薬用植物学各論』東京廣川書店
都築仁子（2016）『和魂英才のすゝめ』PHP研究所
丁宗鐵 編（2018）『スパイス百科　起源から効能、利用法まで』丸善出版
週刊朝日ムック（2020）『未病から治す本格漢方2020』朝日新聞出版
北本勝ひこ（2016）『和食とうま味のミステリー 国産麹菌オリゼがつむぐ千年の物語』河出書房新社
サン・テグジュペリ作、内藤濯訳（1962）『星の王子さま』岩波書店
アルベール・カミュ作、宮崎嶺雄訳（1969）『ペスト』新潮社
落合陽一（2019）『2030年の世界地図帳』SBクリエイティブ
大谷真樹（2019）『世界で学べ 2030に生き残るために』サンルクス
村上陽一郎（2020）『コロナ後の世界を生きる―私たちの提言』岩波書店
養老孟司、ユヴァル・ノア・ハラリ、福岡伸一、ブレイディみかこ、ジャレド・ダイヤモンド、角幡唯介他（2020）『コロナ後の世界を語る 現代の知性たちの視線』朝日新聞出版
大澤真幸、仲野徹、長沼毅、宮沢孝幸他（2020）『思想としての新型コロナウイルス禍』河出書房新社

石戸奈々子（２０２０）『日本のオンライン教育最前線　アフターコロナの学びを考える』明石書店
清水亮、橋本勝、松本美奈（２００９）『学生と変える大学教育』ナカニシヤ出版
三菱ＵＦＪリサーチ＆コンサルティング（２０２０）『２０２１年日本はこうなる』東洋経済新報社
『週刊東洋経済』２０２０年12月26日—２０２１年１月２日新春合併特大号
水戸英則（２０１４）『今、なぜ「大学改革」か？ 私立大学の戦略的経営の必要性』丸善プラネット
工藤勇一（２０１８）『学校の「当たり前」をやめた。生徒も教師も変わる！公立名門中学校の改革』時事通信社
木村廣道 監修（２００６）『変身を加速する医療ビジネス再編のリーダーたち』かんき出版
福井次矢（２００８）『なぜ聖路加に人が集まるのか 医療の質、医者の資質』光文社
松浪健四郎（２０１９）『私の肖像画　いろいろありました』産経新聞出版
埼玉新聞社 編著（２０１８）『ジャリ道 それでも立ち上がった経営者たち』埼玉新聞社
ウスビ・サコ（２０２０）『アフリカ出身サコ学長、日本を語る』朝日新聞出版
濱田純一（２０２０）『東大はなぜ秋入学を目指したか』朝日新聞出版

シーナ・アイエンガー（２０１４）『選択の科学　コロンビア大学ビジネススクール特別講義』文藝春秋
元谷拓（２０２０）『アパ社長カレーの野望』青春出版社
岩田雅明（２０１４）『大学の戦略的広報 学校を変える秘密兵器』ぎょうせい
世耕石弘（２０１７）『近大革命』産経新聞出版
崎谷実穂（２０１７）『ネットの高校、はじめました。新設校「N高」の教育革命』ＫＡＤＯＫＡＷＡ
忠鉢信一（２００８）『ケニア！　彼らはなぜ速いのか』文藝春秋
三浦しをん（２００９）『風が強く吹いている』新潮社
中央教育審議会（平成30年11月26日）２０４０年に向けた高等教育のグランドデザイン（答申）
山本秀樹（２０１８）『世界のエリートが今一番入りたい大学ミネルバ』ダイヤモンド社
『大学マネジメント』２０２０年５月号・10月号　大学マネジメント研究会
『月刊先端教育』２０２０年６月号　学校法人先端教育機構
学校広報ソーシャルメディア活用勉強会（２０２０）『これからの「教育」の話をしよう』インプレスＲ＆Ｄ
日本薬史学会 編（２０１６）『薬学史事典』薬事日報社

都築 稔（つづき みのる）

日本薬科大学 教授・副学長

1974年生まれ。東京大学農学部卒業。東京大学農学生命科学研究科博士課程修了（農学博士）。サントリー株式会社勤務を経て、2005年4月より現職。専門は分子生物学、微生物学、分析化学。伊奈町生涯学習委員会委員、聖学院大学大学評価会議外部委員を務めるなど、自治体や大学との産学官連携を多数手がけ、商工会等での講演も行っている。

評言社 MIL新書 Vol.005

薬学の壁

2021年3月18日　初版　第1刷　発行

著　者　　都築　稔
発行者　　安田 喜根
発行所　　株式会社 評言社
東京都千代田区神田小川町2-3-13 M&Cビル3F
（〒101-0052）
TEL 03-5280-2550（代表）　FAX 03-5280-2560
https://www.hyogensha.co.jp

企画制作　株式会社 エニイクリエイティブ
東京都新宿区四谷1-3 望月ビル3F（〒160-0004）
TEL 03-3350-4657（代表）
http://www.anycr.com

印　　刷　中央精版印刷 株式会社

ISBN978-4-8282-0720-9 C3247

評言社 MIL 新書発刊に際して

我が国の社会保障費は毎年過去最高を更新し、平成30年度は国民医療費42.6兆円、介護費11兆円に達した。高齢化と同時に進行している少子化により、現行の社会保障制度は「いずれ破綻するであろう」ことは、識者の指摘を待つまでもなく数式が明らかにしてくれるであろう。必然的に行財政のベクトルは社会保障費の圧縮に向かう。だが、事は人間の生命と尊厳にかかわることである。そうは簡単に縮減できないのも事実である。

この状況の中で、医療を提供するさまざまな業態（医師、歯科医師、薬剤師、看護師、保健師等の医療専門職。病院、クリニック、介護施設等のサービス提供機関。製薬会社、医療機器会社、検査会社、薬局、ドラッグストア等の企業。大学等の各種専門教育機関等）および、それらを有機的に結びつけ最良かつ効率的な社会システムを構築しようとする行政にとって、現在以上に社会経済環境が厳しくなることが明確な中で、よりよい方策を見出していくことは至難の業とも言える。

「未来は過去と現在のシステムの延長にある」とするのか、「未来は過去と現在のシステムの破壊的革新の先にある」とするのか、考え方は人それぞれである。だが、いずれの思考も、待ったなしで行動し進化していかなければよりよい未来は築けないであろう。これまでの有史がそうであったように、これからも人間がさまざまな環境変化の中で生き延びていくためには、進化は必須なのである。

本書では、医療関係の各分野のオピニオンリーダーに近未来を俯瞰していただき、読者の方々が進化を模索する際に、広大な原野の中の一つのマイルストーンとして読んでいただければと考えている。

※ MIL；Mission In Life